Bäuerlein · Dexheimer

Der Zucker-Kompass

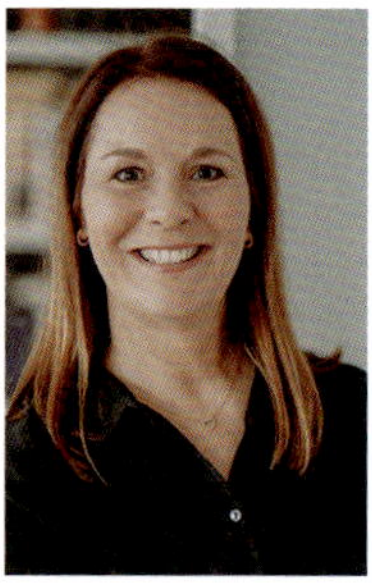

DR. BRIGITTE BÄUERLEIN ist freiberufliche Ernährungswissenschaftlerin und seit vielen Jahren als Dozentin an einer privaten Hochschule in Düsseldorf tätig. In ihrer eigenen Praxis betreut sie Menschen mit ernährungsbedingten Erkrankungen. Frau Bäuerlein wird gerne und regelmäßig als TV-Expertin gebucht. Sie hat zwei erwachsene Töchter und lebt mit ihrem Mann im nordrheinwestfälischen Gevelsberg. Ihr Motto: Essen muss bunt sein und vor allem Spaß machen. www.ernaehrungswegen.de

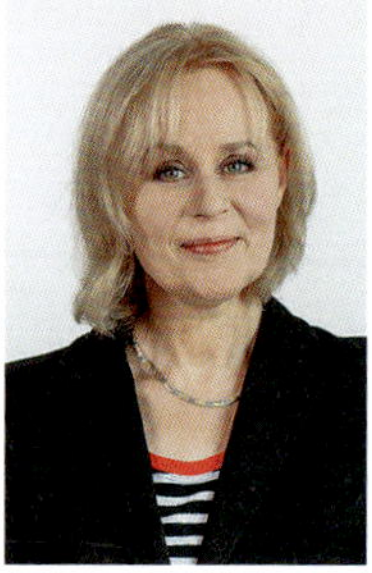

IRMINGARD DEXHEIMER ist selbstständige Oecotrophologin und zertifizierte Ernährungsberaterin/DGE. Zu den speziellen Interessensgebieten der Wissenschaftsjournalistin zählen Ernährungsmedizin und Prävention. Besonders fasziniert sie, wie nachhaltig Essen und Trinken die Gesundheit fördern kann. Die gebürtige Münchnerin hat zwei erwachsene Söhne und lebt mit ihrem Mann in Mainz. Ihre Freizeit verbringt sie am liebsten in ihrem Kräuter- und Rosengarten. www.i-d-press.de

— Unseren Familien gewidmet —

Dr. Brigitte Bäuerlein · Irmingard Dexheimer

Der Zucker-Kompass

So gefährlich ist Zucker wirklich.
Die neuesten Erkenntnisse aus
der Wissenschaft

Mit großem Praxisteil

TRIAS

Zucker im Spannungsfeld zwischen Skandalisierung und Verharmlosung – auf der Suche nach dem richtigen Maß

Inhalt

Liebe Leserin, lieber Leser,

Was bedeutet Zucker für Sie? Lieben und genießen Sie Ihre süßen Momente? Oder sind Sie eher skeptisch? Schließlich ist immer häufiger zu lesen, dass Zucker böse und gefährlich sei. Tatsache ist: Mit dem Zuckerkonsum haben wir es in den letzten Jahrzehnten übertrieben. Jeder Deutsche verbraucht im Schnitt rund 34 kg Zucker pro Jahr – verglichen mit dem Jahr 1874 mehr als das Fünffache. Viele Ärzte, Gesundheitsorganisationen, Verbraucherverbände und Fachgesellschaften halten diesen Konsum definitiv für zu hoch. Doch wie kommt dieser »Zuckerwahnsinn«, wie manche kritisieren, zustande? Süßes ist beliebt, es zergeht uns auf der Zunge, und deshalb steht Schokoladiges im Ranking ganz weit oben. Doch längst steckt Zucker nicht nur in Süßigkeiten. Beim Recherchieren zu diesem Buch entdeckten wir erstaunliche Mengen in Lebensmitteln, die kaum jemand auf Anhieb mit Zucker in Verbindung bringt.

Zucker versüßt uns das Leben, hat aber offenbar auch seine Schattenseiten: Ein Beispiel aus unserer Praxis: Ein Patient mit unsäglichen Clusterkopfschmerzen stellte sich vor. Er hatte bereits versucht, sein Leiden mit Hilfe der Traditionellen Chinesischen Medizin, Entspannungsübungen und zahlreichen Medikamenten zu lindern. Nichts half wirklich gut und nachhaltig. Die Auswertung seines Ernährungsprotokolls ergab, dass er vierfach so viel Zucker zu sich nahm wie empfohlen. Weniger Zucker brachte dem 40-Jährigen die ersehnte Wende: Durch die vergleichsweise einfache Maßnahme gelang es ihm, die schmerzhaften Attacken um mehr als die Hälfte zu reduzieren – eine deutliche Besserung. Nur ein Einzelfall? Oder ein Zufall? Welche Erfahrungen haben Sie?

Bei Youtube kursiert ein Klick-Hit-Video von 1954, der Werbespot eines bekannten Zuckerproduzenten. Darin heißt es: »Ach wie wäre das Leben traurig, gäbe es keinen Zucker mehr. Kinder hätten keine Freude, keine Lust zum Spielen mehr. Und dazu bei jungen Frauen – ihre Linie bliebe so schlank wie eine Pinie.« Dass Zucker eine schmale Figur zaubert, glaubt heutzutage niemand mehr. Doch welche Folgen hat er tatsächlich? Macht uns zu viel Zucker krank, süchtig und hat womöglich sogar Auswirkungen auf unsere Intelligenz? Um Antworten auf diese brisanten Fragen zu finden, haben wir in wissenschaftlichen Datenbanken nach aussagekräftigen Studien gefahndet und mit Experten gesprochen.

Weniger Zucker essen – das ist nicht nur bei Bloggern der Health-Szene ein Trendthema, sondern ein ambitioniertes Ziel, das sich viele Menschen setzen. Laut einer Umfrage der FH Münster verfolgen 62 % der Verbraucher bewusst und aktiv das Ziel »weniger Zucker«, um sich gesünder zu ernähren. Doch wie gelingt das? Liegt die Lösung bei uns selbst oder brauchen wir staatliche Maßnahmen, wie die viel diskutierte Zuckersteuer? Oder führen uns Schockfotos auf Schokolade erst gar nicht in Versuchung? Vielleicht geht es auch anders, ganz ohne Drama – etwa mithilfe alternativer Süßungsmittel, die ernährungsphysiologisch oft als bessere Wahl gehyped werden?

Unser Zuckerkompass gibt Antworten auf all diese Fragen und hilft Ihnen, gut durch die zuckrigen Verlockungen des Alltags zu navigieren.

Dr. Brigitte Bäuerlein und Irmingard Dexheimer

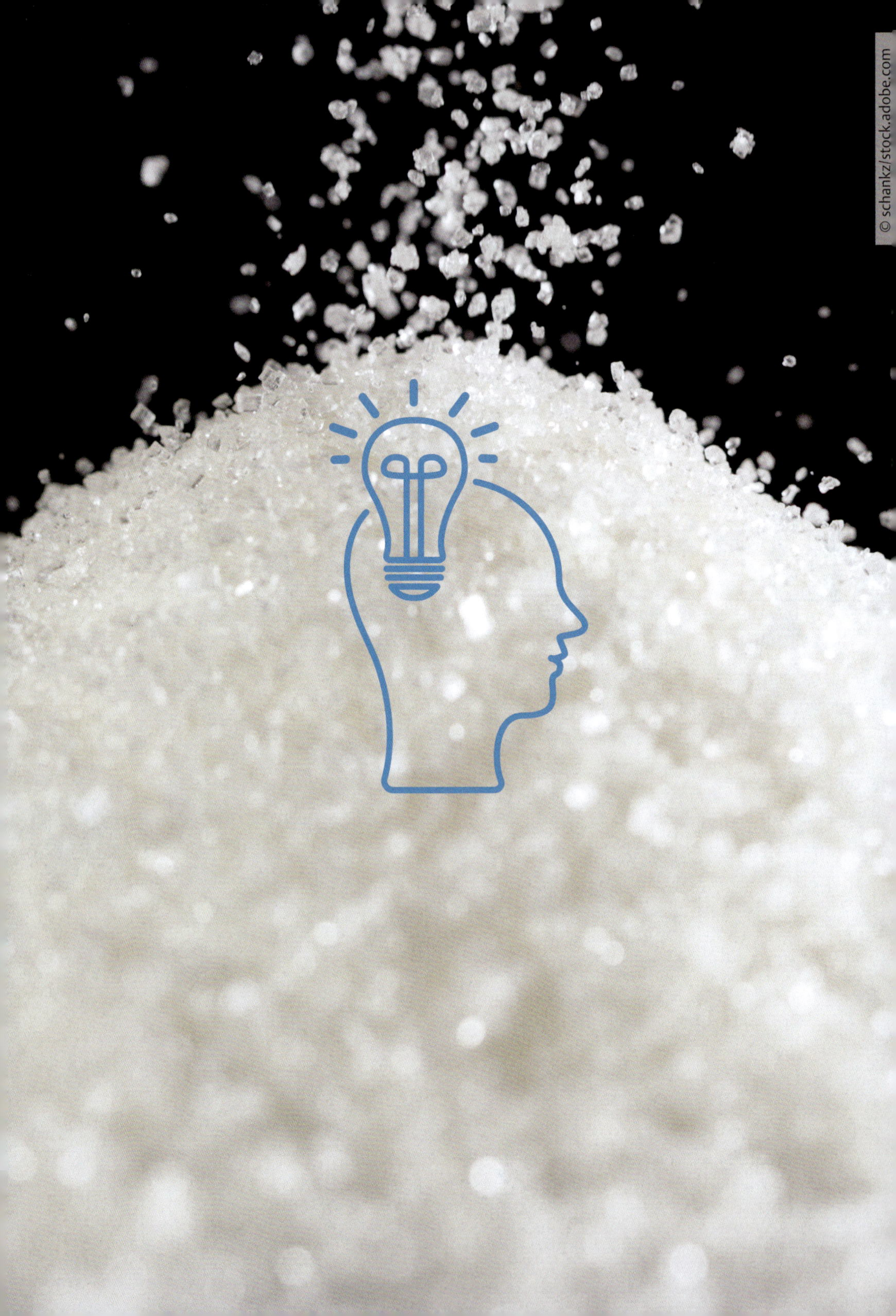

ERSTER TEIL

Zucker – was wir heute wissen

Basics

»Bon, bon!« riefen französische Königskinder, wenn zu besonderen Festen im frühen Mittelalter eine leckere Nascherei aus Zucker lockte. Nur der Adel konnte sich die damals nahezu unbezahlbare Köstlichkeit leisten. Aus Indien stammen erste Belege der Nutzung von Zuckerrohr zum Süßen. Im vierten Jahrhundert v. Chr. berichteten Reisegenossen Alexanders des Großen, in Indien wüchse ein Schilfgras, das ganz ohne Mitwirkung der Bienen Honig spende. Durch den Indienfeldzug Alexanders des Großen wird das Zuckerrohr etwa 300 v. Chr. auch im antiken Europa bekannt. In Persien gibt es 900 Jahre später erste Versuche, Zucker aus Zuckerrohr zu gewinnen. Aus dem altindischen »sarkara« wurde das arabische Wort »sukkar«. Mit dem venezianischen Zuckerhandel gelangte »zucchero« nach Deutschland.

Der deutsche Forscher und Chemiker Andreas Sigismund Marggraf entdeckte nicht nur das Zyankali, sondern auch, dass die Runkelrübe süß schmeckt. Als Sohn des Hofapothekers interessierte er sich bereits als kleiner Junge für Pflanzen und den gesundheitlichen Nutzen daraus. Er machte sich ans Werk und präsentierte dem preußischen König 1760 stolz seinen selbst hergestellten Zucker. Und er ahnte bereits, dass diese Entdeckung großes Potenzial hatte. Es bedeutete nicht nur die Unabhängigkeit vom teuren Zucker aus Amerika, im großen Stil produziert ließ sich damit sehr viel Geld verdienen. Doch Marggraf wollte davon nichts wissen. Sein Interesse galt ungebrochen der Wissenschaft. Er überließ die industrielle Produktion seinem schlesischen Schüler Franz Carl Achard. Im Jahr 1801 ließ Achard in Preußen mit einem Darlehen des Königs über 50.000 Taler die erste funktionsfähige Rübenzuckerfabrik der Welt errichten. Im 20. Jahrhundert wurde das Verfahren der Rübenzuckergewinnung deutlich verbessert. Jeder konnte sich den Zucker leisten; dies begründete den Siegeszug zum Volksnahrungsmittel.

Überzuckert

Nicht nur in Deutschland, auf der ganzen Welt ist Zucker beliebt. Jeder Deutsche verzehrt am Tag durchschnittlich 93 g. In Kuba sind es ganze 197 g. Auch die Schweizer naschen gerne und »schnouse« 134 g, US-Amerikaner snacken 90 g.

Die Deutsche Gesellschaft für Ernährung DGE und die Weltgesundheitsorganisation WHO empfehlen eine Tageszufuhr von 50 g,

So sieht Zucker aus

Kohlenstoff, Wasserstoff und Sauerstoff – diese drei Elemente schließen sich in unterschiedlicher Anzahl und Form zusammen und es bilden sich Moleküle. Einfachzucker bestehen aus einem Molekül, als Beispiel sind das die Glukose (Traubenzucker) oder die Fruktose (Fruchtzucker). Finden beide Moleküle zusammen, entsteht ein Doppelzucker – die Saccharose, unser Haushaltszucker. Es gibt ihn in braun oder weiß, als Würfel und Hut, als feinen Puder oder rieselnde Kristalle. Hergestellt wird der Haushaltszucker aus Zuckerrohr oder Zuckerrüben.

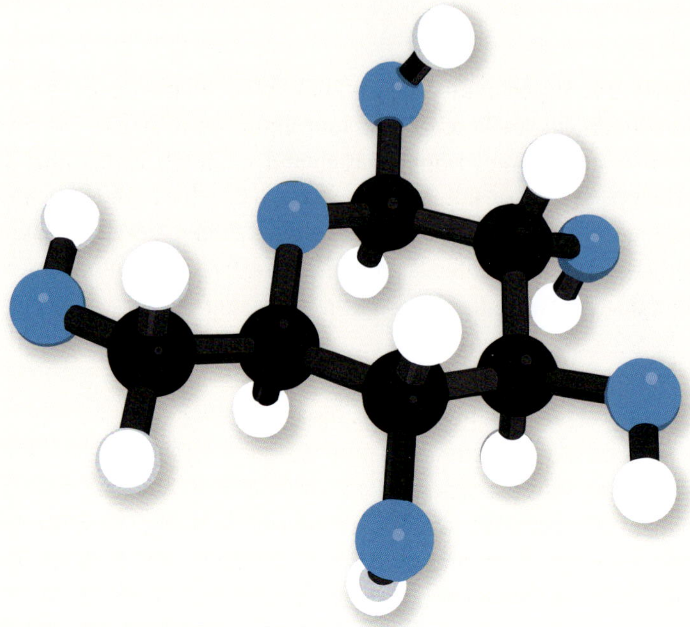

Dieses Saccharose-Kalotten-Modell zeigt die schwarzen Kohlenstoffatome mit 4 freien Atom-Bindungsmöglichkeiten. Der blaue Sauerstoff hat 2 freie Arme. Die hier weißen Wasserstoffatome sind einbindig. Deutlich werden die unzähligen Möglichkeiten der atomaren Veränderungen zu immer neuen Molekülen.

etwa 16 Stück Würfelzucker, zu finden in einem halben Liter Softdrink. Dieser Wert gilt als absolute Obergrenze. Wir vernaschen jedoch fast das Doppelte. Bereits am 11. August des Jahres 2020 erreichten Kinder ihr jährliches Zuckerlimit. Dieser Tag wurde von der Organisation foodwatch als Kinder-»Überzuckerungstag« deklariert. Die Erwachsenen kommen auch nicht ganz ungeschoren davon, ihr Zuckerkonto war bereits Ende September überzogen.

Übrigens sind die Frauen die größeren Schleckermäulchen. Von den Frauen gaben 32 % im Ernährungsreport 2021 an, täglich zu naschen. Bei den Männern waren es 21 %.

Aufgenommen werden die »freien« Zucker vor allem in Form von Süßigkeiten, gefolgt von Fruchtsäften und Limonaden. Freie Zucker sind alle Einfachzucker und Doppelzucker und natürlich vorkommende Zucker in Honig, Sirup und Fruchtsäften. Sie werden den Lebensmitteln durch Lebensmittelhersteller, Köche oder uns selbst zugesetzt. Nicht mit in die Kalkulation kommen generell die Zucker aus intaktem Obst und Gemüse sowie die in Milchprodukten natürlicherweise enthaltenen Milchzucker.

Die Konsequenz aus dem reichlichen Angebot zu ziehen, ist kein Zuckerschlecken. Fast drei Viertel aller abgepackten Nahrungsmittel im Supermarkt enthalten Zuckerzusätze. Über siebzig verschiedene Zuckerbegriffe finden sich auf den Zutatenlisten: Sirup und Honig sind bekannt. Aber Dextrose, Inulin oder Maltose? Ein Entkommen ist nahezu unmöglich. Warum wird unseren Lebensmitteln so viel Zucker zugesetzt? Doch nicht nur, weil es uns gut schmeckt. Es gibt unzählige Gründe für den Einsatz von Zucker in unseren Lebensmitteln.

Zucker als Multitalent

Cremiges Eis – lecker! Zucker verbessert das Mundgefühl und sorgt für eine angenehme Textur und Geschmeidigkeit. Saure Gürkchen schmecken noch besser, wenn Zucker mitspielen darf. Eine Speise schmeckt »runder« beim Einsatz von Zucker, dieser gleicht saure und bittere Noten aus. Unreife Erdbeeren haben nur wenig Aroma, kommt auf den Kuchen aber noch Zuckerguss, dann ist er richtig lecker. Schon geringe Mengen heben den Geschmack natürlicher Aromen. Beim Backen lockert Zucker den Teig durch das Einschließen von Luftbläschen. Honig ist ein Lebensmittel, das niemals verdirbt – Zucker macht haltbar. Deshalb ist in nahezu jeder Konserve Zucker enthalten. In Marmeladen bindet der Zucker das Wasser und sorgt so für eine lange Haltbarkeit. Ohne Wasser haben Schimmelpilze und Mikroorganismen keine Chance. Die goldbraune Kruste der morgendlichen Toastbrotscheibe, auch das macht der Zucker, wir nennen diesen

Bräunungsvorgang »Maillard-Reaktion«. Wein, Bier oder Gin? Keine Gärung ohne Zucker. Ethanol ist die Basis für jegliche alkoholischen Getränke. Der in den Früchten, Getreiden oder Kartoffeln enthaltene natürliche Zucker wird mit den Hefehelfern zu Alkohol vergoren und entsprechend weiterveredelt.

Natürlich lebensnotwendig

Ein kleiner Ausflug ins Grüne tut gut. Hier sind wir umringt von Kohlenhydraten in Form von Blättern, Blüten, Früchten und Hölzern. Auch die Zucker gehören zu den Kohlenhydraten. Gebastelt werden diese aus den Zutaten Luft und Wasser. Sonnenlicht liefert die Energie dazu und fertig ist die Photosynthese. Wichtigstes Endprodukt der Photosynthese ist Traubenzucker oder Glukose. Die genutzte Energie bleibt im Traubenzucker gespeichert und zwar als kalorische Wärmeenergie. In der Natur ist Traubenzucker die wichtigste Energiequelle. Auch unser menschlicher Stoffwechsel kann Energie daraus schöpfen – pro Gramm Traubenzucker 4 Kilokalorien. Manche Körperzellen mögen sogar ausschließlich diese süße Energie. Das Gehirn benötigt etwa 6 g pro Stunde. Den nötigen Nachschub an Energie liefert eine Mahlzeit mit 30–60 g. Glukose stellt die einfachste und effektivste Versorgung des Stoffwechsels mit Energie dar. Sie hilft uns zu flüchten, wenn wir in Gefahr sind, und steht im Blut zur Verfügung, wenn es Stress gibt. Die Saccharose besteht je zur Hälfte aus Glukose und Fruktose. Baum- und Pflanzensäfte enthalten viel Fruktose und das aus gutem Grund: Fruchtzucker schützt sie bei niedrigen Temperaturen vor dem Kristallisieren. Deshalb enthält auch Honig Fruchtzucker. Er darf auf keinen Fall verhärten, andernfalls würden die Bienen und ihre Nachkommen verhungern. Die festen Kristalle können sie nicht aufnehmen und schlucken.

Verstoffwechselt

Die Fruktose hat im Gegensatz zur Glukose eine andere chemische Strukturformel. Beide Moleküle gehen im Körper getrennte Wege. Der Einfachzucker Fruktose gehört zu den Zuckeralkoholen und führt kaum zu einer Steigerung des Blutzuckers nach Nahrungsaufnahme. Tatsächlich entpuppt sich Fruchtzucker jedoch als Wolf im Schafspelz. Er lässt die Leber bei sehr hohem Konsum leiden, sie muss den Fruchtzucker verwerten. Glukose hingegen ist blutzuckerwirksam. Auch hier zeigen sich bei stetig hohem Konsum die Folgen in Form von erhöhten Blutzuckerwerten. Die Körperzellen können aus der Glukose Energie in Form von Wärme oder Muskelenergie erzeugen. Ist oft und viel zu viel Glukose im Blut, z. B. durch eine Überernährung mit mangelnder Bewegung, dann wirkt der Traubenzucker schädigend. Überschüssige Zuckermoleküle können sich mit anderen Biomolekülen vernetzen und Komplexe bilden. Diese Verbindungen schädigen Blutgefäße und Nerven – häufig zu sehen bei chronischem Diabetes. Blutzuckerwirksam sind auch Ketten aus Glukose in Form von Mehrfachzuckern. Ein Beispiel ist Stärke, die sich in Nudeln, Reis, Brot und Kartoffeln findet.

Wie zügig unsere Körperzellen den Zucker aufnehmen, ist abhängig von der Art der Lebensmittel und deren Zusammensetzung. Entscheidend ist: In welcher Verpackung kommt der Zucker auf unseren Teller? Frisches Obst, Gemüse und Lebensmittel mit einem geringen Verarbeitungsgrad führen zu verzögerter Aufnahme von Glukose ins Blut. Verdauungsorgane belastet das nur wenig. Starke Blutzuckerschwankungen sind nicht zu erwarten. Bei gelösten Zuckern, die aus Getränken kommen, verhält es sich anders. Obstsäfte, Erfrischungsgetränke, gesüßter Tee oder Kaffee liefern die Zucker in einer leicht resorbierbaren Form. Sie schießen förmlich in das Blut. Häufig zwischendurch getrunken, ohne etwas dazu zu essen, umso fataler.

Glykämischer Index – das Maß aller Dinge?

Der glykämische Index (GI) kann als Maß für die Qualität kohlenhydrathaltiger Lebensmittel betrachtet werden und spiegelt den Anstieg des Blutzuckers nach dem Verzehr wider. Als Vergleichswert dient reine Glukose mit einem GI von 100. Lebensmittel mit einem hohen GI setzen Glukose schnell frei und lösen einen raschen Anstieg aus. Lebensmittel mit einem niedrigen GI führen zu einem langsamen und moderaten Ansteigen des Blutzuckerspiegels. Fruktose kommt auf einen GI von 30, Haushaltszucker 65, Jasminreis 100. Reis, Brot, Nudeln und Kartoffeln haben als stärkehaltige Lebensmittel einen GI von mehr als 70 und davon wird mehr konsumiert als von zuckerhaltigen Lebensmitteln, die einen GI von unter 70 haben. Also besser Zucker anstatt Reis oder Kartoffeln, weil Zucker ja einen geringeren GI hat? Logisch ist in jedem Fall: zuckerhaltige Lebensmittel wegzulassen bedeutet: Die Qualität der Nahrung bessert sich. Nur stellt sich die Frage, was ersetzt den Zucker? Pellkartoffeln sind in Ordnung, Pommes nicht. Denn einen negativen Einfluss auf den GI hat der Grad der Verarbeitung von Lebensmitteln, z.B. das starke Erhitzen. Auch der Reifegrad von Obst spielt eine Rolle. Reife Bananen haben einen höheren GI als die unreife Variante. Einen positiven Einfluss hat die Anwesenheit von Fetten und Ballaststoffen in einer Mahlzeit. Jüngsten Berichten zufolge begünstigen Ernährungsmuster mit einem häufigen Verzehr an stark verarbeiteter Stärke und damit einer hochglykämischen Kost die Entstehung von Übergewicht. In der Folge ist Adipositas die Basis für eine Vielzahl weiterer Krankheiten.

Neben dem Verarbeitungsgrad und der Verfügbarkeit spielt vor allem die aufgenommene Menge an Zucker eine große Rolle. Diese ist entscheidend für das Ausmaß des Blutzuckeranstiegs. Deshalb wurde der Begriff der glykämischen Last (GL) eingeführt. Sie ist das Produkt aus GI und den verwertbaren Kohlenhydraten. Den täglichen Zuckerkonsum kann jeder selbst kontrollieren. Der Zuckergehalt von verarbeiteten Produkten ist auf dem Nährwertverzeichnis zu finden.

Eine kleine Kritik am Rande: Alle Zucker verarbeitet der Stoffwechsel in gleicher Weise. Daher ist, rein biochemisch betrachtet, die Unterscheidung von *frei* und *zugesetzt* eher bedeutungslos und in einer gesundheitlichen Diskussion sogar irreführend. Heißt also: Am Ende des Stoffwechseltages sind die »finalen« Zucker aus der Nahrung alle gleichwertig zu betrachten. Egal ob aus Datteln, Kokosblüten oder aus Haushaltszucker.

Verzwickt

Es ist sehr kompliziert, den glykämischen Index und damit die Blutzuckerbelastung für eine gemischte Mahlzeit zu berechnen. Der Index ist von vielen Faktoren abhängig, z. B. vom Stärkegehalt in verschiedenen Reissorten, dem Reifegrad von Obst und dem Verarbeitungsgrad fertiger Lebensmittel. Gut sättigen Nahrungsmittel mit einem hohen Ballaststoffanteil, der für eine gute Festigkeit der Nahrungsmittel sorgt. Das können zuckerhaltige Getränke nicht, deshalb lösen diese auch keinen Sättigungseffekt aus. Eine Studie fand mit Zwillingspaaren heraus, dass die Verwertung der Nährstoffe und somit auch der Zucker abhängig sind vom Nahrungsmix, dem Tageszeitpunkt des Verzehrs und der körperlichen Aktivität. Das bedeutet: Sport, Esspausen und viel Frisches halten den Blutzucker in Schach und sorgen für gute Blutfettwerte. Ob wir gerne und viel Zuckriges essen, könnte auch daran liegen, dass wir es gelernt haben. Der Erdbeerkuchen in Omas Garten, die Geburtstagstorte, Süßes zur Einschulung. In besonderen Momenten ist es das liebgewonnene Ritual. Belastende Lebenssituationen wie Arbeitslosigkeit oder eine Scheidung können dazu führen, dass sich das Essverhalten ändert und neue Essmuster entstehen. Die Frage: Was, wie, wo, wann und warum gegessen wird, ist verzwickter als gedacht. Lust auf Süßes hat auch mit der Geschichte der Menschheit zu tun, wie das nächste Kapitel zeigt.

Zuckersüß – wir lieben es!

Erst eins, dann zwei … und schwupp ist die ganze Packung leer. Das kennt fast jeder. Doch warum ist das so? Warum können wir gerade bei Süßem oft nicht aufhören, obwohl unser Verstand längst Stopp sagt. Bei pikanten Speisen fällt uns das in der Regel deutlich leichter. Nehmen wir Roquefort, ein Lebensmittel mit intensivem, fast schon strengem Aroma. Die Käsespezialität löst schnell das Gefühl aus, ich bin dann mal satt. Ein bekanntes Phänomen, das Forscher als »sensory-enhanced satiety« bezeichnen. Der penetrante, durchdringende Geschmack macht es den meisten Menschen schwer, größere Mengen davon zu essen. Doch wieso ist das bei Süßem anders?

Eine Ursache liegt in unserer Geschichte. Ist das genießbar oder muss das weg? Für die Menschheit seit Millionen von Jahren eine Frage des Überlebens. Was die Geschmackssensoren an das Gehirn melden, wird einer blitzschnellen Analyse unterzogen – Kochsalzkristalle, Fleisch, Saures, Süßes oder gar Bitteres und damit womöglich Ungenießbares oder sogar Giftiges? Die Funktion des Geschmackssinns als Gatekeeper für Nahrung und letzte Prüfinstanz, bevor wir etwas schlucken und in uns aufnehmen, hat sich bewährt: Bis heute steht unser Geschmacksempfinden im Wesentlichen immer noch auf der Stufe der Steinzeitmenschen. In unseren Genen fest verankert: Was nach Kochsalz, Proteinen oder Zucker schmeckt, ist ein gutes Nahrungsmittel. Saures? Vorsicht, es könnte unreif oder faulig sein. Nicht umsonst verziehen wir das Gesicht, wenn wir in noch grünes Obst beißen. Haben wir dagegen Süßes im Mund, werden ganz andere Reflexe ausgelöst. Es fließen Speichel und Magensaft und bereiten so die Verdauung vor. Ein intensives, wohliges Gefühl macht sich in uns breit.

Babys – einfach süß!

Dass wir Süßes so sehr mögen, hat uns die Evolution in die Wiege gelegt. Süßes zaubert Neugeborenen ein Lächeln ins Gesicht. Das konnte Jacob E. Steiner mit seinen Studien bereits Ende der 1970er Jahre belegen. Saures, stark Salziges und Bitteres lehnen sie dagegen ab. Die genetisch bedingte Präferenz für Süß lässt sich weltweit bei

Safety first

So lautet die erprobte Strategie zum Überleben der Menschheit. Sie besteht darin, im Zweifel nur auf wenige, dafür aber garantiert ungiftige Lebensmittel zu setzen. Doch das Sicherheitsstreben birgt das Risiko für Nährstoffmängel. Um diese zu verhindern, hat sich die Evolution ein extra Steuerungsprogramm ausgedacht, die spezifisch-sensorische Sättigung: Sie führt dazu, dass sich gegenüber einem ständig wiederholten Geschmackseindruck zunehmend eine Abneigung aufbaut. Eltern können folglich beruhigt sein: Irgendwann haben Kinder genug von Pizza, Pasta und anderen Dauerfavoriten.

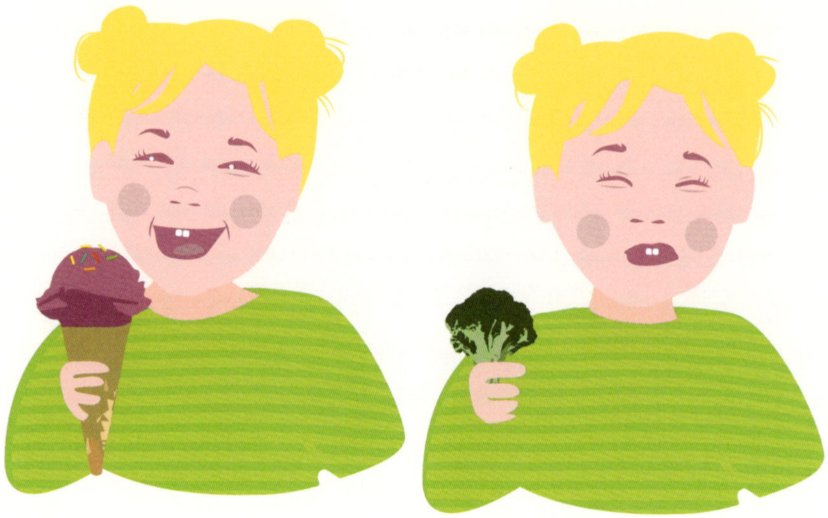

Süß die Kleine – im Gesichtsausdruck spiegeln sich die 2 Geschmacksrichtungen »süß« und »bitter« wider.

allen kleinen Kindern beobachten – sozusagen als universelles Erbe. Auch die Geschmacksrichtung »umami« mögen Babys von Geburt an. Umami ist japanisch und heißt übersetzt köstlich oder auch fleischig, herzhaft. Für den typischen Umami-Geschmack ist das appetitanregende Glutamat zuständig. Das ist natürlicherweise in Fisch und Fleisch enthalten, aber auch in Pilzen, Tomaten, Zwiebeln oder in Obst, wie Grapefruit und Äpfeln. Glutamat und Milchzucker sind beides Bestandteile der Muttermilch – sicherlich kein Zufall, dass sich die angeborene Vorliebe für süß und umami beziehungsweise für die beiden Makronährstoffe Kohlenhydrate und Eiweiße in der Muttermilch wiederfindet.

Interessant ist, dass Kinder und Jugendliche weniger empfindlich auf süßen Geschmack reagieren als Erwachsene. Das legt zumindest eine aktuelle amerikanische Studie nahe. Forscher des Monell Centers ließen 108 Kinder, 172 Jugendliche und 205 Erwachsene Getränke mit unterschiedlich dosiertem Zuckergehalt verkosten. Ergebnis: Kinder und Jugendliche konnten den Süßgeschmack gerade eben noch bei Getränken wahrnehmen, in denen ein Stückchen Würfelzucker in 5 Gläsern Wasser aufgelöst wurde. Erwachsene dagegen schmeckten den Zucker noch bei 7 Gläsern Wasser heraus. Kinder brauchen also eine höhere Menge Zucker, bis sie merken, das Getränk oder Essen ist süß. Der Unterschied zu den »Großen« macht unglaubliche 40 % aus. Die Studie deckt sich mit früheren Untersuchungen, wonach Kinder eine intensivere Süße bevorzugen als Erwachsene, bei Getränken gerne doppelt so viel. Wenn sie die Wahl haben …

Echt süß – es liegt uns auf der Zunge

Viele Akteure haben ihren Auftritt, wenn wir etwas »schmecken«. Um ein Stückchen Schokolade zu einem unwiderstehlichen Geschmackserlebnis zu verschmelzen, sind gleich mehrere Sinneseindrücke involviert: Da ist zum einen die Textur, die durch Tastsensoren zusammen mit Lutschbewegungen erfühlt wird. Zum anderen der Geruch der Moleküle, die durch die Wärme im Mund und das Kauen oder Lutschen über den Rachenraum bis in die Nase aufsteigen. Und schließlich der Geschmack selbst, der sich auf unserer Zunge entfaltet.

Lange Zeit stellten sich Wissenschaftler die Zunge vor, als wäre sie streng kartografiert: Sie nahmen an, es gäbe jeweils bestimmte Areale, in denen wir nur eine Geschmacksrichtung wahrnehmen könnten. Süßes etwa nur auf der Zungenspitze. Doch das ist nicht richtig, wie Forscher inzwischen wissen. Jede Geschmacksknospe hat einen ähnlichen Bausatz an unterschiedlichen Sinneszellen, das heißt, alle Zungenareale können süß, sauer, salzig und bitter wahrnehmen. Allerdings in unterschiedlicher Intensität. Auf unserer Zunge sind die Papillen als kleine Erhebungen gut zu sehen, an deren Wänden die Geschmacksknospen liegen. Diese kommen an Zungenspitze und

Zungenrand gehäuft vor, sodass wir den Geschmack von Speisen dort empfindlicher wahrnehmen.

Vor rund 20 Jahren hat der renommierte Neurowissenschaftler Charles Zuker (er heißt tatsächlich so und ist einer der Großen seines Fachgebiets) vom Howard Hughes Medical Institute als Erster die Süßrezeptoren isoliert, die bei Menschen und anderen Säugetieren die Süßwahrnehmung vermitteln. Die süßen Sinneszellen arbeiten dabei als Doppelspitze: Nur wenn sich die beiden Proteine T1R2 und T1R3 als eng verbundenes Team zusammentun, kann sich ein funktionierender Süßrezeptor bilden und süße Substanzen erkennen.

Cool – Kaltes hat geringere Süße

Gibt es auch etwas, das unsere Vorliebe für süß zumindest ein bisschen eindämmt? Ja, arktische Temperaturen! Zwetschgenkuchen, noch leicht warm, womöglich mit Sahne – ein Genuss. Direkt aus dem Kühlschrank schmeckt er uns dagegen gleich weniger gut. Wie lässt sich das erklären? Das Phänomen, dass uns süße Speisen weniger munden, wenn sie gekühlt sind, ist lange bekannt. Doch welcher Mechanismus steht dahinter? Das haben Wissenschaftler der University of California in Santa Barbara jetzt herausgefunden. Als Beobachtungsobjekt dienten ihnen Fruchtfliegen. Forscher greifen gerne auf die kleinen Tierchen zurück, da sich diese in vielem verhalten wie Menschen in atomisiertem Miniformat. Im Versuch erwiesen sich die Fruchtfliegen allerdings als kleine Primadonnen. Schon ein leichter Temperaturrückgang von 23 auf 19 Grad genügte, um ihren Appetit auf Zucker erheblich schrumpfen zu lassen, wie das Team um Professor Craig Montell feststellte. Offensichtlich finden auch die kleinen Insekten süße Speisen weniger attraktiv, wenn sie kalt sind. Doch zum Erstaunen der Wissenschaftler konnten sie keine Aktivitätsänderung in den Rezeptorsinneszellen messen, die für die Süßwahrnehmung zuständig sind. Es musste also etwas anderes sein, das den Fruchtfliegen die Lust auf Nachschlag nimmt.

Des Rätsels Lösung: Bei kühleren Temperaturen kommen andere Geschmacksneuronen verstärkt ins Spiel. Dabei handelt es sich um hochspezialisierte Nervenzellen, die für das Weiterleiten der Informationen aus den Geschmackssinneszellen zum Gehirn zuständig sind. Fruchtfliegen haben wie wir Menschen Bitterneuronen. Diese werden normalerweise durch Bitterstoffe aktiviert – und verleiden den Fruchtfliegen das Essen. Doch auch hartes Futter stoppt ihren Appetit. Weil dieses just die Neuronen triggert, die auf mechanisch-sensorische Reize ansprechen und die Fliegen zum Aufhören bewegen. Kein Wunder, auch wir mögen die weiche Struktur von Zuckerwatte in der Regel lieber als krachendes, pures Kandis. Kühle Temperaturen aktivieren nun auf der Fliegenzunge beide Neuronen mit dem Ergebnis, dass die Fruchtfliegen von ihrem süßen Futter ablassen. Um dieses Verhalten zu erzeugen, ist ein Protein nötig, das Rhodopsin Rh6, das die Bitterneuronen freisetzen.

Daraus lässt sich ableiten: Was uns bei Süßem, aber auch Essen generell anzieht, ist sehr viel mehr als nur seine chemische Zusammensetzung. Auch andere Faktoren wie eben Temperaturen spielen dabei eine Rolle. Sterneköche nutzen gerne den gegenläufigen Effekt, dass sich süßer Geschmack unter Temperaturerhöhung verstärkt, und kombinieren z.B. Minzsorbet mit heißer dunkler Schokosauce. Bitteres drosselt dagegen den Süßgeschmack. ——

Normalerweise werden Rhodopsine mit unserer Sehkraft in Verbindung gebracht. Das Forscherteam von Montell konnte das Protein jedoch in den letzten Jahren sehr viel mehr Sinnesbereichen zuordnen. Das Überraschende an Montells Forschungen ist: Es sind nicht die Süßneuronen, die bei kühlen Temperaturen aktiv werden, sondern vor allem die Bitterneuronen. Sie legen indirekt die Zuckerneuronen lahm und sind schuld daran, dass die Kommunikation zwischen den Süßneuronen und dem Gehirn unterbrochen wird. Möglicherweise setzen die Bitterneuronen einen Neurotransmitter frei, der den Austausch zum Gehirn unterbindet, vermuten die Forscher.

Süßrezeptoren – wohin man schaut

Verblüffend – hochspezialisierte Sinneszellen zur Wahrnehmung von Süßem befinden sich auch in unserem Darm. Und nicht nur da, wie Forschungen aus den letzten Jahren aufzeigen. Süßrezeptoren all überall, sie finden sich in Dünn- und Dickdarm, aber auch in Magen, Bauchspeicheldrüse, Spermien und Körperfettgewebe. Unser Körper ist sozusagen von Kopf bis Fuß auf Süß eingestellt. Denn Süßrezeptoren wurden außerdem in Gehirn, Herz, Blase, Nieren und im Epithel des Nasen-Atem-Trakts entdeckt. Welche Funktion sie dort haben, ist noch unklar. Sie scheinen aber beispielsweise bei der Regulation des Zuckerhaushalts oder der Abwehr von Schadstoffen von Mikroorganismen eine Rolle zu spielen. Schon vor Jahren fiel auf, dass die Aktivierung des Süßrezeptors durch Süßstoffe, wie Acesulfam-K oder Saccharin, die Blase zur Kontraktion anregen kann. Doch wozu soll das gut sein? Forscher tappen hier noch im Dunkeln. Sie hoffen aber, mit den Süßrezeptoren möglicherweise ein neues Kapitel in der Therapie von häufigen metabolischen Erkrankungen wie Typ-2-Diabetes oder Fettstoffwechselstörungen aufzuschlagen.

Prinzipiell gilt: Süß ist nicht gleich süß. Traubenzucker ist ein komplett anderes Molekül als der Süßstoff Aspartam, welcher aus

Proteinen besteht. Dennoch schmecken beide süß. Die Zuckerchemie ist recht kompliziert. Die Größe eines Moleküls oder die Zahl der Wasserstoffbrücken gelten als wichtige Indikatoren für die Meldung der Süßintensität. Doch nicht nur die Struktur der einzelnen Zucker ist ebenso komplex wie raffiniert, auch die Süßrezeptoren selbst reagieren unterschiedlich. Wie auch immer die Moleküle gestaltet sind, die Rezeptoren sind mit allen möglichen »Haltestellen« ausgestattet, um einen Süßgeschmack zu entlarven.

Darm an Hirn – Zucker eingetroffen!

Tierbesitzer wissen: Manche Vierbeiner können eine starke Vorliebe für Süßes an den Tag legen. Sie verspeisen Süßes, selbst wenn sie über keine funktionierenden Süßrezeptoren verfügen. Wissenschaftler Charles Zuker fand das schon vor Jahren sehr bemerkenswert. Er war sich sicher: Wenn wir den Mechanismus verstehen, der allgemein bei Säugetieren diesem Phänomen zugrunde liegt, können wir wertvolle Strategien gegen Süßhunger und damit Übergewicht entwickeln. Jetzt konnte er zusammen mit seinem Team an Mäusen zeigen: Nicht nur die Sinneszellen im Mund machen bei zuckerhaltigen Speisen Meldung an unser Gehirn. Es gibt noch einen zweiten bislang unbekannten Signalweg – und zwar vom Darm zum Gehirn!

Die Forscher konzentrierten sich bei ihren Untersuchungen zunächst auf den sogenannten Nucleus tractus solitarii oder kurz cNST, einen ausgedehnten Bereich im Hirnstamm – dem entwicklungsgeschichtlich ältesten Teil unseres Gehirns. Zum Erstaunen der Wissenschaftler blieben die Nervenzellen des cNST selbst dann aktiv, wenn die Süßrezeptoren auf der Zunge der kleinen Mäuseprobanden ausgeschaltet waren. Es musste also ein Signal geben, das dem Gehirn die Nachricht übermittelt: Hallo, es ist Zucker im Darm. Was die Forscher zunächst nur vermuteten, konnten sie in weiteren Experimenten beweisen. Mit spezieller Technik gelang es ihnen, eine Zellansammlung im Nervus vagus zu lokalisieren, die auf Zucker antwortet. Ein spannendes Resultat, denn der Nervus vagus ist ja bekanntlich die Datenautobahn zwischen Gehirn und inneren Organen.

Dem Team von Zuker glückte noch eine Entdeckung. Es konnte den Boten identifizieren, der auf dieser Autobahn als Kurierdienst entlangbraust – das Protein SGLT-1. Dieses meldet die Ankunft von Zucker im Darm direkt über den Nervus vagus zum Hirnstamm und aktiviert dort spezielle Neuronen. Nur diese Reaktion, und nicht die Geschmacksempfindung auf der Zunge, löste bei den Mäusen ein Verlangen nach mehr Süßem aus!

Das wirklich Aufregende daran: Die Ergebnisse helfen uns zu verstehen, warum Zucker so besonders ist. Denn die Darm-Hirn-Achse arbeitet höchst exklusiv, sie funktioniert nur für Zucker, nicht aber für Süßstoffe. Diese schalten zwar dieselben Süßrezeptoren auf der Zunge an und täuschen so unser Gehirn, indem sie ihm vorgaukeln, es ist Zucker auf der Zunge. Das funktioniert aber nicht im Darm! Dort können die Süßstoffe den Darm-Hirn-Kreislauf eben nicht in Gang setzen und Signale zum Gehirn auslösen. Die Studie erklärt somit auch, warum Süßstoffe Süßgelüste anscheinend nicht vollständig befriedigen können. Die Labormäuse tranken zumindest bei Zukers Experimenten lieber Zuckerwasser als Wasser mit Süßstoff – und das selbst dann, wenn die Süßrezeptoren auf ihrer Zunge ausgeschaltet waren und sie die Süße in ihrem Mund folglich gar nicht mehr wahrnehmen konnten. Ob wir also Süßstoff oder Zucker in unserem Kaffee trinken, es mag ähnlich schmecken, aber unser Gehirn ist clever und kann das unterscheiden – dank der Signale aus dem Darm. Vielleicht gibt es irgendwann Süßstoffe, die weder unsere Zunge noch unser Gehirn auf die falsche Fährte locken. Zukers Grundlagenforschung ebnet jetzt den Weg zu ihrer Entwicklung.

Und noch etwas offenbart die Studie: Nach Durchtrennung des Nervus vagus zeigten die Nervenzellen im Hirnstamm keinerlei Aktivität mehr. Aus die Maus! Die kleinen Nager stellten sofort das Verlangen nach mehr süßem Wasser ein. Ein Unterbrechen des Darm-Hirn-Kreislaufs stoppt also Essverlangen und Süßpräferenz.

Aus Zukers Studien wissen wir jetzt: Nicht nur unsere Zunge signalisiert unserem Gehirn, dass wir Zucker konsumieren, auch unser Darm tut das. Die Entdeckung des spezialisierten Darm-Hirn-Kreislaufs gewährt uns einen neuen Einblick in die Art und Weise, wie unser Gehirn und unser Körper sich über die Jahrtausende hinweg entwickelten – einzig auf das Ziel ausgerichtet, Zucker ausfindig zu machen. Tatsache: Die Zusammenhänge zwischen Zuckerkonsum, Geschmacksrezeptoren und Sättigungsmechanismen sind hochkomplex. Wir wissen längst noch nicht alles. ——

»Feind« erkannt – Süßhunger gebannt?

Eine Schnellstraße führt also vom Darm direkt zu unserem Denkapparat. Doch was passiert in unserem Gehirn, unserer obersten Kontrollstation? Wo schaltet unsere graue Eminenz auf Rot, um unser Zuckerverlangen zu stoppen? Diese Frage stellten sich auch Matthew Potthoff, Professor für Neurowissenschaften und Pharmakologie an der Universität in Iowa, und sein Kollege Matthew Gillum, Professor an der Universität in Kopenhagen. Bereits in einer Vorläuferstudie konnten sie beweisen, dass die Leber den Fibroblasten-Wachstumsfaktor (FGF) 21, kurz FGF21, als Antwort auf erhöhte Blutzuckerspiegel bildet. Und dass dieser im Gehirn dafür zuständig ist, im Bedarfsfall unsere Zuckeraufnahme und unsere Süßpräferenz zu drosseln. Doch jetzt konnten die Wissenschaftler erstmals dokumentieren, welche Gehirnzellen auf die Signale von FGF21 reagieren. Mit verschiedenen Techniken konnten sie spezifische Neuronen im bauchseits gelegenen Hypothalamus als die zuständigen Stellen identifizieren. Dieser Teil des Hypothalamus fungiert bekanntermaßen als unser Sättigungszentrum. Und so erstaunt ein weiteres Ergebnis des Forscherteams nicht: Der Einfluss des Hormons auf die Neuronen reduziert die Zuckeraufnahme, indem es ihre Empfindlichkeit auf Glukose erhöht. Wenn wir also zu viel Süßigkeiten essen, kommt ein negativer Feedback-Mechanismus in Gang. Unsere Leber registriert es, wenn wir uns etwa beim Dessert noch einen Nachschlag genehmigen, und sendet umgehend ein »Stopp-Signal« zum Gehirn, um uns davon abzuhalten, noch mehr zu essen.

Das Forschungsergebnis ist deshalb so spannend, weil es einerseits unser Verständnis vertieft, wie unser Appetit neurobiologisch reguliert wird. Und weil es die Grundlage liefert für neue Medikamente zur Therapie von schwerem Übergewicht und Typ-2-Diabetes. Es ist zudem ein deutlicher Fingerzeig, Menschen mit Gewichtsproblemen niemals an den Pranger zu stellen. Möglicherweise haben manche von ihnen einfach das Pech, dass ihre Leber zu wenig FGF21 bildet. Ihnen kann viel-

leicht schon bald medikamentös geholfen werden. Es gibt bereits Überlegungen zur Studie von Zukers Team. Potthoff und Kollegen spekulieren, ob nicht FGF21 auch in irgendeiner Weise die Darm-Hirn-Achse beeinflussen könnte, um die Zuckeraufnahme zu reduzieren. ——

Powerbooster oder Schlappmacher?

Mehr Energie. Mehr Leistung. Einfach schneller im Kopf. So lauten Werbesprüche für Traubenzucker. Doch hat der süße Stoff tatsächlich diese Wirkung oder macht uns Zucker im Gegenteil schlapp und müde? Oder sogar ganz perfide: Treibt er uns in eine Sucht? »Zucker so giftig wie Tabak?« So titelte jedenfalls die Ärztezeitung online 2012. Seither reißen die Diskussionen um dieses Thema nicht mehr ab. Können uns Cupcakes mit Schoko-Topping und Latte Macchiato mit Karamellsirup in Food-Junkies verwandeln und uns abhängig machen, wie Süchtige von Heroin? Hat Zucker wirklich so dramatische Folgen? Diese Frage beschäftigt viele Blogger aus der Health-Szene, Laien wie Experten. Die Meinungen hierzu sind geteilt.

Bitte belohnen!

Unstrittig in der Wissenschaft ist, dass Zucker unser Belohnungssystem im Gehirn anregt. Dieses hilft, Empfindungen subjektiv als angenehm oder unangenehm zu bewerten nach dem Motto: »Schmeckt mir das oder finde ich das eklig?«. Und es ist für die positive Verstärkung von Verhalten verantwortlich. Aus diesem Grund wollen wir, was uns schmeckt, immer wieder haben. Dabei kommuniziert es über den sogenannten Nucleus accumbens mit der Gehirnrinde und dem Hypothalamus – Areale, die dafür zuständig sind, dass unsere Nahrungsaufnahme und unsere Energiereserven im Gleichgewicht bleiben. Einer der wichtigsten Hauptakteure unseres Belohnungssystems ist Dopamin, wegen seiner belohnenden Wirkung auch Glückshormon genannt. Der Botenstoff steuert viele Prozesse, kognitive, aber auch grundlegendere Funktionen, wie motorische Kontrolle oder Sexualität. Unser Gehirn schüttet Dopamin aus, wenn wir beispielsweise ein Verlangen nach Süßigkeiten verspüren oder uns die Aussicht auf eine Belohnung zu einer Handlung motiviert. Dopamin verdanken wir die Vorfreude auf kommende Genüsse, d.h. dass schon der Anblick der Lieblingspraline ein Verlangen danach generiert. Auch Drogen haben diesen Effekt, doch genauso unsere Lieblingsmusik, das Zusammensein mit lieben Freunden oder Erfolgserlebnisse im Sport.

Jüngeren Forschungsergebnissen zufolge wird der Botenstoff gleich zweimal freigesetzt, wenn wir ein Nahrungsmittel oder ein Getränk zu uns nehmen. Dabei spiegelt die ausgeschüttete Menge an Dopamin unser Verlangen wider, wie aufwendige Versuche am Max-Planck-Institut für Stoffwechselforschung offenlegten. So setzten Teilnehmer, die einen Milchshake angeboten bekamen und ein stärkeres Verlangen danach hatten, im Gehirn mehr Dopamin frei, sobald sie das Getränk im Mund schmeckten. Kam das Getränk im Magen an, fiel die zweite Dopaminausschüttung vergleichsweise geringer aus. Denkbar, dass wir möglicherweise so lange weiteressen, bis die zweite, durch den Magen vermittelte Dopaminladung entsprechend ausfällt.

Ein Dessert geht immer!

Warum rutscht das Eis noch, selbst wenn wir schon total satt sind? Idealerweise befinden sich Energieverbrauch und Nahrungsaufnahme im Gleichgewicht. Dieses jedoch gerät schnell ins Wanken. Denn offenbar können Belohnungssignale unser Sättigungsgefühl überlagern. Bereits die Vorstellung oder Erwartung des Lieblingsdesserts genügen anscheinend dazu. Der Gedanke daran lässt uns zugreifen und über unseren Kalorienbedarf hinaus essen, besonders, wenn der Belohnungsanreiz stark ist. Das Problem: Unsere Regelkreise im Gehirn sind nicht an unsere moderne, extrem energiereiche Nahrung mit enorm hohem Zucker- und Fettgehalt angepasst, weder also an die Verführungen von Tiramisu noch von Erdbeersahnetörtchen.

Effektiv-Kombi süß & fett

Aktuellen Studien zufolge wirken Nahrungsmittel unterschiedlich stark auf unser Belohnungssystem. Mousse au Chocolat und Crème Caramel schlagen dabei – wenig überraschend – Gemüse und Obst um Längen. Für ein ungewöhnliches Experiment ließen Wissenschaftler des Max-Planck-Instituts für Stoffwechselforschung in Köln 56 Studienteilnehmer gegen einen Computer um Essen spielen. Wer mehr Geld bot als der Computer, bekam das Lebensmittel. Dabei zeigte sich: Für fett- und zugleich kohlenhydratreiche Lebensmittel boten die Teilnehmer am meisten. Mithilfe von Messungen der Gehirnaktivität während des Spielens konnten die Forscher belegen, dass diese Lebensmittel die zentralen Belohnungskreisläufe am stärksten aktivierten. Ein Befund, der mit den Geldgeboten übereinstimmte. Interessant ist auch, dass in der Natur nur Muttermilch reichlich Fette und Kohlenhydrate enthält. Gut möglich, dass wir deshalb von klein an darauf getrimmt sind, besonders intensiv auf Nahrung zu reagieren, die beides enthält. Durch die Evolutionsbrille gesehen sicherte dieses Verhalten das Überleben der Menschheit. Und liefert eine stimmige Erklärung für unsere Schokoladenvorliebe.

TIPP: Bei Hunger eine Tafel Schokolade verputzen? Das steigert das Verlangen umso mehr danach, wie ein Feldversuch zeigte. Wenn also Schokolade, dann besser im Anschluss an eine Mahlzeit genießen.

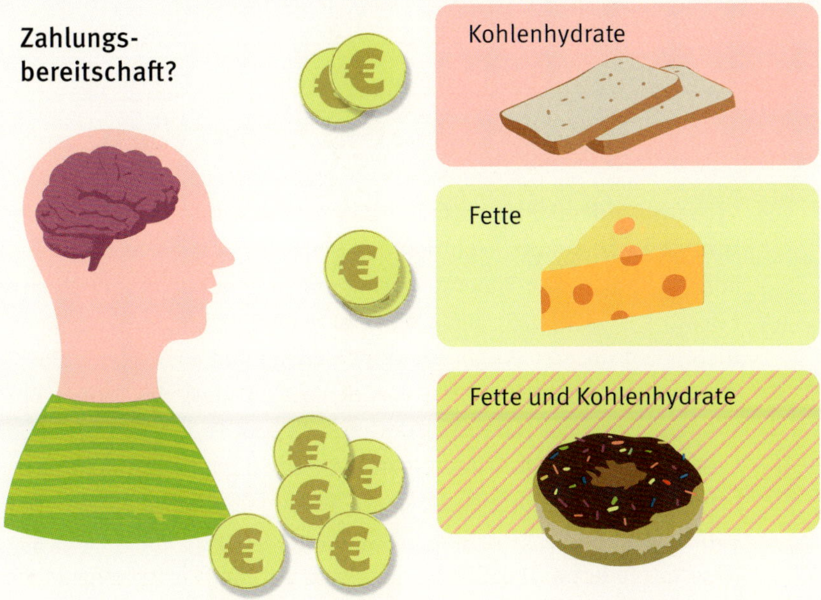

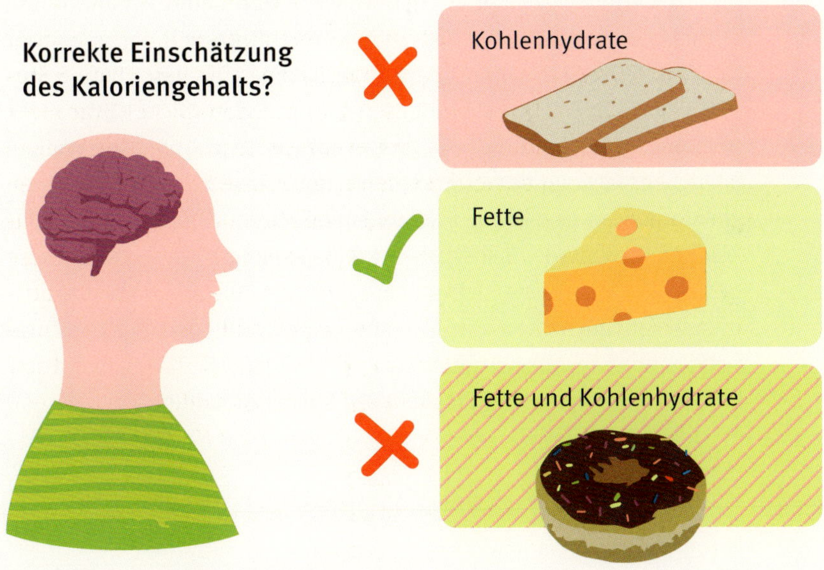

Oben: Für Gamer – das große PC-Spiel um Lebensmittel: Wer bietet mehr? Unten: Bei Lebensmitteln mit vielen Kohlenhydraten oder mit Kohlenhydraten und zugleich viel Fett können wir den Kaloriengehalt schlecht einschätzen. Gut gelingt uns das bei fettreichen Lebensmitteln.

Evolution lenkt Essgelüste

Wissenschaftler der Universitäten Bamberg und Braunschweig führen Lernvorgänge auf die Evolution des Menschen zurück und erklären anhand ihrer neuen Theorie, warum viele Menschen beispielsweise Eiscreme so lieben: Für die evolutionäre Fitness, sprich Überlebenstüchtigkeit unserer Vorfahren, war es elementar, ausreichend Energiereserven aufzubauen. Iss, was du kriegst, hieß das Motto. Besonders, wenn die Nahrung kalorienreich war. So hat sich der süße Geschmack von Zucker im Verlauf der Zeit zu einem Signal für evolutionäre Fitness entwickelt. Damit verbundene Verhaltensweisen können aber auch selbst zum Signal werden. Hierzu ein Beispiel aus unserer Moderne: Das Öffnen der Gefrierschranktür kann für Menschen zum Fitness-Signal werden, die regelmäßig Speiseeis in ihrem Gefrierschrank lagern. Im nächsten Schritt kommt das Verstärkungslernen oder Lernen durch Erfahrung hinzu. Es besteht darin, Verhaltensweisen, die für evolutionäre Fitness stehen, als besonders geeignet auszuwählen. Dadurch können sich das abendliche Öffnen der Gefrierschranktür und das Entnehmen eines Stieleises oder Waffelhörnchens zu einer Gewohnheit verfestigen. Ungünstige Ernährungsgewohnheiten sind daher in unserem heutigen Schlaraffenland kein Zeichen mangelnder Selbstbeherrschung, sondern das Resultat eines Lernprozesses, dessen Richtung evolutionäre Mechanismen bestimmen. Folglich fruchten gute Vorsätze oder Appelle kaum. Wer etwas ändern möchte, muss das Umfeld ändern, raten die Wissenschaftler. Also beispielsweise kein Eis mehr auf Vorrat einkaufen.

Diagnose Zuckersucht?

Schokoladensucht, Zuckersucht, Naschsucht – damit verbinden wir in der Alltagssprache die Vorstellung, dass unser Verlangen nach Zucker oder Süßigkeiten so heftig und unaufschiebbar ist, wie es bei Drogenabhängigkeit zu beobachten ist. Ärzte und Psychologen bezeichnen eine lebensmittelbezogene Sucht in Anlehnung an Heroinsucht als »Food Addiction«. Zur Diagnose setzen sie den sogenannten Yale Food Addiction Scale ein, einen speziellen Fragebogen. Dieser wiederum basiert auf den Kriterien des »Diagnostischen und statistischen Manuals psychischer Störungen«. Zu den Kriterien gehört Craving, ein starkes Verlangen. Treffen mindestens 2 von 11 Kriterien zu und kommt ein subjektiver Leidensdruck hinzu, liegt eine Food Addiction vor. Doch bisher ist dieses Konzept lediglich graue Theorie – und gilt als höchst umstritten.

Befürworter des Konzepts argumentieren so: Biologische Marker, wie die Freisetzung des Botenstoffs Dopamin, bestimmen allgemein die Suchtgefahr einer Substanz. Ihr suchtauslösendes Potenzial äußert sich charakteristischerweise: in einem Kontrollverlust über den Konsum, Einnahme trotz bekannter negativer Konsequenzen, wiederholt fehlgeschlagene Versuche, davon loszukommen. Alles Verhaltensweisen, die sich nicht nur bei klassischen Suchtmitteln wie Nikotin, sondern eben auch bei stark verarbeiteten Lebensmitteln beobachten lassen. Wie bei traditionell süchtig machenden Substanzen wie Kokain oder Nikotin liegen bei diesen Lebensmitteln die Inhaltsstoffe – Zucker, raffinierte Kohlenhydrate und Fett – unnatürlich hochkonzentriert vor. Schokolade, Eis, aber auch Pommes oder Pizza treiben den Blutzuckerspiegel hoch, was ihr Suchtpotenzial wahrscheinlich noch erhöht. Und auch der Geschmack ändert sich: Ein zu hoher Zuckerkonsum führt anscheinend zu einer abgestumpften Süßwahrnehmung, die wiederum das Verlangen nach Zucker steigert.

Nicht alle schließen sich dieser Meinung an. Kritiker bemängeln, dass noch längst nicht geklärt ist, ob und welche Arten von Kohlenhydraten oder auch von Fetten tatsächlich der Buhmann sind. Möglicherweise sind es ja Lebensmittelzusatzstoffe, Gewürze und andere Nährstoffe, die süchtig machen. Hinzu kommt: Auch einige unverarbeitete Lebensmittel können den Blutzuckerpegel erhöhen. Insofern wäre das Suchtpotenzial nicht spezifisch für stark verarbeitete Lebensmittel. Ein ganz wesentlicher Kritikpunkt sei aber, dass sich ein krankhafter Substanzkonsum und Essen unterscheiden. So lässt sich beim Essen eben kein Verlangen nach Monosubstanzen wie Zucker und Fett beobachten, sondern nach komplex zusammengesetzten Lebensmitteln mit den verschiedensten Inhaltsstoffen. Die Forschungsdiagnose »Food Addiction« ist nicht spezifisch für Adipositas. Nur ein geringer Teil von Menschen mit Adipositas erfüllt sie, dafür aber sehr viele, die unter Essstörungen leiden.

Zucker schlimmer als Drogen?

Ratten bevorzugten in Versuchen gesüßtes Wasser gegenüber Kokain oder Heroin. »Bedeutet das, dass Zucker abhängiger macht als Kokain?« Diese Frage eines Studenten bestürzte die Wissenschaftlerin Anne-Noël Samaha. Mit der Suchttheorie, der Dopaminhypothese, die sich auf jahrelange empirische Forschung stützt, ist diese Interpretation jedenfalls unvereinbar, so Samaha. Denn Kokain oder auch andere Drogen wie Heroin machen süchtig, weil sie eine einzigartige, ungewöhnlich heftige Dopaminreaktion hervorrufen. Folglich müssten auch Ratten Drogen sehr viel lohnender finden als Zucker. Doch sie mochten lieber das Zuckerwasser. Wie das? Ein französisches Forscherteam um Ludivine Canchy konnte das Phänomen jetzt lüften. Zucker, der teils schon in der Mundschleimhaut resorbiert wird, übt einen fast sofortigen Effekt auf das Belohnungssystem aus – im Gegensatz zu Kokain, das verzögert Dopamin ausschüttet. In einem cleveren und entscheidenden Experiment führten die Wissenschaftler programmierte zeitliche Verzögerungen ein. Diese brachten die Ratten dazu, ihre Wahl von Süßwasser auf Kokain zu verlagern. Das Gehirn – auch unseres – ist offenbar auf schnelle Befriedigung der Bedürfnisse ausgelegt. Deshalb entscheiden sich die Ratten im Versuch stets für die sofortige Belohnung. Und noch ein wesentlicher Unterschied besteht zwischen Heroin und Zucker: Abhängige Tiere verlangen nach Heroin, selbst wenn sie dafür jede Qual und sogar Elektroschocks auf sich nehmen müssen – nicht jedoch nach Zucker. Damit erreicht Zucker nicht das Suchtpotenzial von Drogen – zum Glück!

Zucker macht unser Leben süß und belohnt uns. Zu viel davon tut uns allerdings nicht gut. Eine exzessive Aufnahme von Zucker, insbesondere über hochkalorische Lebensmittel, kombiniert mit viel Fett, kann offenbar unser Belohnungssystem besonders effektiv aktivieren. Mit der Folge, dass sich unser Essverhalten von unseren kalorischen Bedürfnissen entkoppelt. Wir essen dann mehr, als wir brauchen, insbesondere bei Stress. Auch steckt in unserem erlernten Essverhalten sehr viel mehr »Urmensch« als bisher gedacht. Als Konsequenz ergibt sich daraus: Wenn wir ungünstige Gewohnheiten ablegen möchten, müssen wir die äußeren Umstände ändern. Ob Zucker tatsächlich abhängig macht, wird in der Wissenschaft nach wie vor heiß diskutiert. Es ist wohl eher keine klassische Sucht im Sinne einer Drogensucht. ——

Macht Zucker gute Laune?

Die Idee, dass Zucker Flügel verleiht, hat sich weltweit durchgesetzt. Doch stimmt das? Zucker verringert die Wachsamkeit innerhalb der nächsten Stunde nach Verzehr. Und macht innerhalb der nächsten halben Stunde nach Verzehr müde. Das zumindest zeigt eine große Studienauswertung, an der unter anderem die Humboldt Universität Berlin beteiligt war. Hierfür nahmen die Wissenschaftler 31 Studien mit insgesamt 1259 Teilnehmern unter die Lupe. Die weit verbreitete Theorie vom stimmungsfördernden Effekt von Schokoladenkeksen & Co. hört sich schlüssig an: Kohlenhydrate erhöhen die Blutspiegel an Tryptophan, der Vorstufe zu Serotonin, und damit die Serotoninmenge im Gehirn. Die Studienauswertung ergibt etwas anderes: So hatte Zucker bei den Versuchsteilnehmern keinen Effekt auf die Laune, unabhängig davon, wie viel Zucker sie verzehrten oder ob sie nach Einnahme der süßen »Droge« einer anspruchsvollen Tätigkeit nachgingen. Kurzum: Der Mythos vom »Zuckerrausch« konnte durch diese Studienauswertung entzaubert werden.

Und wie sieht es mit kognitiven Leistungen aus? Helfen Täfelchen oder Bonbons mit Traubenzucker unserem Gedächtnis auf die Sprünge? Einer aktuellen Bewertung von 37 Studien zufolge soll sich Traubenzucker vorteilhaft beim Einprägen und Wiedergeben von Wörterlisten auswirken. Ob die kleine Zuckerspritze die Konzentration fördert, ist allerdings noch nicht ganz gewiss.

Was lernen wir daraus: Zucker macht möglicherweise müde und fördert nicht die Stimmung. Ob wir mithilfe von Traubenzucker besser Vokabeln lernen oder andere kognitive Leistungen erzielen, ist so gesehen eher fraglich. Und wie steht es mit dem Slogan: »Zucker bringt

verbrauchte Energie zurück«? Unser Gehirn braucht keinen Extra-Energieboost. Denn unsere grauen Zellen bedienen sich rund um die Uhr aus dem Zuckerpool des Körpers, sodass sie stets ausreichend mit dem Brennstoff Glukose versorgt sind. »Brain first« heißt die Devise unseres Gehirns. Wissenschaftler bezeichnen es deshalb auch als Selfish Brain. ——

Was passiert bei Zuckerentzug?

Ob Website, Blog, TV- oder Zeitungsbeiträge – »Sugarfree« liegt im Trend. So begleitete das Schweizer Fernsehen eine Familie bei ihrer Challenge, einen Monat lang auf Zucker komplett zu verzichten. Obwohl die Familie mit drei Teenagern ihren Zuckerkonsum nicht als extrem einstufte, kam sie dennoch auf 13 bis 20 Würfelzucker pro Person und Tag.

Für unseren Stoffwechsel bedeutet ein radikaler Zuckerverzicht keine besondere Stresssituation. Denn unser Körper kann Zucker auch aus Stärkekohlenhydraten, aus Fett- oder Proteinbausteinen herstellen. Er ist also auf eine externe Zuckerzufuhr nicht angewiesen. Die Psyche rebelliert da schon eher, wie Erfahrungsberichte zeigen. Je mehr Zucker vor der Zucker-free-Challenge im Speiseplan enthalten war, umso deutlicher spürten Testpersonen Entzugserscheinungen. Ich hatte nie das befriedigende Gefühl, satt zu sein und dachte ständig ans Essen, berichtete die älteste Tochter beim Schweizer Experiment über ihre Erfahrungen in der ersten Woche ohne Zucker. Hungerattacken und Süßlust werden häufig als typische Begleiterscheinungen bei plötzlichem Zuckerverzicht zu Protokoll gegeben. Über ein erhöhtes Verlangen berichteten auch übergewichtige Jugendliche, die im Rahmen einer Studie ihren Konsum an zuckerhaltigen Durstlöschern komplett einstellten. Sie klagten außerdem über Kopfweh, waren weniger motiviert und zufrieden, konnten sich schlechter konzentrieren und fühlten sich weniger wohl. Übergewichtige erwachsene Patienten gaben ähnliche Entzugssymptome an, manche entwickelten sogar Angstsymptome. Ob alle diese Symptome charakteristisch für den Verzicht von Süßem, Fettigem oder beidem sind, diskutieren Wissenschaftler kontrovers.

Und wie fiel der Test bei den Schweizern aus? Nach 4 Wochen Zuckerverzicht trat die Familie zum Bluttest bei Ärztin Bettina Wölnerhanssen an. Die Expertin für Übergewicht und Zuckeralternativen war hochzufrieden. Alle hatten an Gewicht verloren, die Blutwerte hatten sich deutlich verbessert. Ähnlich erfolgreich war auch die siebenköpfige Probandengruppe, die im Rahmen der WDR-Sendung »Markt« 2018 zur Zucker-Challenge antrat. Auch sie verzeichnete innerhalb von 4 Wochen ein Minus auf der Waage. Bei manchen Risikokandidaten besserten sich zudem die Cholesterin- und Blutzuckerwerte. Und ein schöner Nebeneffekt: Alle Testteilnehmer stellten an sich fest, dass ihr Geschmackssinn durch das Experiment feiner geworden war. Nach einer gewissen Karenzzeit empfinden wir Speisen offenbar plötzlich als viel süßer, es fällt uns leichter, uns mit kleineren Mengen zufriedenzugeben.

Zucker auf Zickzackkurs

Auch Reto Stauffacher, Redakteur bei der Neuen Zürcher Zeitung, nahm die Herausforderung einer Zucker-free-Challenge an. Das Besondere aber: Er ließ sich einen Sensor setzen, der in Echtzeit den Gewebezucker maß. Solche Systeme zum kontinuierlichen Glukosemonitoring sind neueste Technik, die insbesondere Typ-1-Diabetikern hilft, ihren Blutzucker permanent zu überwachen. Dazu werden die Glukosewerte alle 5 Minuten via Bluetooth automatisch auf das Smartphone übertragen. Stauffacher aß die ersten zwei Wochen wie gewohnt. Auffallend war für ihn, dass sein Zuckerspiegel während seiner Joggingrunde stark absank, sich danach aber schnell erholte. Was bei Gesunden ganz normal ist. Um seinen Zuckerspiegel mit seinem Essen in Beziehung zu bringen, verwandte er zusätzlich eine spezielle App. Diese rechnete nicht nur anhand seiner Essensfotos automatisch die zugeführten Nährwerte aus, sondern importierte auch die Glukosewerte seines Sensors. Dabei zeigte sich, dass sein Zuckerspiegel sich zwischen 72 und 180 mg/dl bewegt und damit im Normbereich liegt. Nach 15 Tagen Eingewöhnungszeit begann für ihn die Zucker-Challenge. Stauffacher lernte, dass es auf den Verpackungen verschiedene Bezeichnungen für zugesetzten Zucker gibt. Ob Agavendicksaft oder Fruktose, ab jetzt alles gestrichen. An Tag 21 bricht er alle Rekorde – seine Glukosekurve schießt hoch auf über 180 mg/dl. Der Grund: Risotto mit Wein. Besser vorher einen gemischten Salat oder Gemüsestangen essen, rät ihm seine Ernährungsberaterin. Das hätte den Anstieg der Zuckerwerte gedämpft. Insgesamt aber sieht seine Glukosekurve während der zuckerfreien Zeit ruhiger aus als vorher, nicht mehr so viel Zickzack. Sein neues Glück sei nun Vollkornbrot mit Frischkäse oder Avocado zum Frühstück, schreibt er in der Online-Ausgabe der Neuen Zürcher Zeitung vom 8. Februar 2021.

TIPP: Wer sich viel bewegt und einen hohen Muskelanteil hat, kann Nahrungsmittel besser regulieren und ausgleichen – regelmäßig Sport und körperliche Aktivität bewahren vor Blutzucker-Spitzenwerten. Nach den neuen WHO-Empfehlungen sollten Erwachsene mindestens 150–300 Minuten Bewegungszeit pro Woche in ihren Alltag einbauen. Umgerechnet sind das 21 bis 43 Minuten pro Tag. Kinder sollten auf mindestens eine Stunde täglich kommen. Experten sagen im Hinblick auf unsere Gesundheit ganz klar: Jede Minute Bewegung zählt!

Es gibt nur wenige Studien zum Thema Zuckerentzug. Die beschriebenen Symptome sind wohl eher individueller Natur. Jeder scheint anders darauf zu reagieren. Doch ändert sich der Geschmack vertrauter Lebensmittel zu schnell, schmeckt uns das Essen nicht mehr. Offensichtlich braucht es etwas Geduld, um sich an Gerichte und Produkte mit wenig oder komplett ohne Zuckerzusatz zu gewöhnen, unter Umständen Monate. Bei den TV-Testpersonen wirkte sich ein mehrwöchiger Zuckerverzicht positiv auf Körpergewicht, Blutzucker, Blutfette und Insulin aus. ——

Zu süß – macht uns Zucker krank?

Giftig, gefährlich, ungesund – das Image von Zucker ist im Wandel. Jahrhundertelang Sweet Darling, jetzt böse und Buhmann. Die Kostbarkeit von früher soll heute für viele Ernährungsprobleme in der westlichen Welt verantwortlich sein, wenn nicht sogar für alle, wie manche sagen. Tatsächlich nehmen ernährungsbedingte Krankheiten rund um den Globus epidemische Ausmaße an. Doch warum ist das so? Und welche Rolle spielt dabei das einstige weiße Gold?

Übergewicht prägt das Straßenbild

Übergewicht ist fast schon zum Standard geworden, so häufig ist es. Und das nicht nur in Europa oder den USA. Zu viele Pfunde gelten mittlerweile als globales Gesundheitsproblem. So waren 2016 laut WHO 39 % der erwachsenen Weltbevölkerung übergewichtig, davon fast 13 % adipös. Bis 2050 könnte fast die Hälfte der Weltbevölkerung übergewichtig sein und davon wiederum fast ein Drittel adipös, prognostizieren die Wissenschaftler des Potsdam-Instituts für Klimafolgenforschung (PIK). Weltweit verlagert sich die Ernährung von pflanzlicher, wenig verarbeiteter Kost hin zu unausgewogenen, hochverarbeiteten Speisen, ersetzen tierisches Eiweiß, Zucker und Fett traditionelle Vollkornprodukte und Hülsenfrüchte. Das hat auch Auswirkungen auf unser Klima, sorgen sich die Potsdamer Klimaforscher.

In Deutschland sind die Übergewichtszahlen seit Jahren beständig auf hohem Level. Mit dem 14. Ernährungsbericht legte die Deutsche Gesellschaft für Ernährung (DGE) 2020 die neuesten Zahlen vor: Fast 60 % der Männer und 37 % der Frauen zwischen 18 und 65 Jahren bringen zu viele Kilos auf die Waage. Deutlich mehr Männer also als Frauen, allerdings holen die Frauen im Alter auf. Ab dem 60. Lebensjahr sind auch normalgewichtige Frauen in der Minderheit. Tatsache: Dünne Menschen sind im Straßenbild eine Ausnahmeerscheinung, übergewichtige die Normalität.

Ein paar Kilos zu viel, na und – wo ist das Problem? Nicht jedes Speckröllchen macht krank. Kritisch ist Übergewicht an Bauch und inneren Organen – denn es erhöht bei entsprechender genetischer Veranlagung das Risiko für chronische Erkrankungen wie Typ-2-Diabetes, Bluthochdruck, Herzprobleme, einige Krebserkrankungen und sogar für einen schwereren Verlauf bei einer Covid-19-Infektion. Insbesondere bei Adipositas leiden viele unter hohen psychischen Belastungen, angefangen von Diskriminierung am Arbeitsplatz oder beim Sport bis hin zu Häme, Spott und anderen negativen, stigmatisierenden Erfahrungen – sogar im Familien- und Freundeskreis. Stark Übergewichtige haben es schwer.

Einmal adipös – immer adipös?

Die Wahrscheinlichkeit für lebenslanges Übergewicht ist hoch: Sie beträgt 70 % für ein siebenjähriges adipöses Kind, wenn ein Elternteil ebenfalls adipös ist. Der Grundstein für zu viele Pfunde im Erwachsenenalter wird nachweislich bereits in frühester Kindheit gelegt. Dies belegt auch das Early Nutrition Research Project. Das große, internationale Forschungsvorhaben, an dem sich Forscher aus 36 Institutionen in der Europäischen Union, den USA und Australien beteiligen, untersucht die Prägung des Stoffwechsels durch frühkindliche Ernährung und Lebensstilfaktoren. Eine wichtige Erkenntnis zeigt sich schon jetzt: Das Ernährungs- und Bewegungsverhalten in der Schwangerschaft und den ersten beiden Lebensjahren beeinflusst die Gewichtsentwicklung und damit die Gesundheit eines Kindes ein Leben lang. In diesem Zeitfenster sind die Chancen gut, später normalgewichtig und gesund zu bleiben. Und an dieser Stelle kommt auch unser Zucker ins Spiel: Kinderärzte empfehlen, die Zufuhr im Säuglingsalter und in der frühen Kindheit stark zu begrenzen, im ersten Jahr idealerweise am besten ganz zu streichen. Im Hinblick auf schlaue Kinder möglicherweise keine dumme Idee. Ein früher Zuckerkonsum verschlechtert langfristig die Gedächtnisfunktion – wie ein Laborversuch bei Babyratten ergab.

Weniger Zucker von Anfang an

Für eine Limitierung des Zuckerkonsums von klein an spricht auch diese amerikanische Studie. Der dramatische Anstieg der Adipositas bei Erwachsenen in den USA wird häufig mit hohem Zuckerkonsum in Verbindung gebracht. Ungeklärt blieb bislang, warum der Anstieg der Adipositas erst viele Jahre nach Anstieg des Zuckerkonsums – also zeitlich verzögert – stattfand. Forscher der Universität von Tennessee gingen dieser Frage jetzt auf den Grund. Sie entwickelten ein statistisches Modell, das auf den jährlichen Zahlen zum Zuckerkonsum basiert. Zugleich berücksichtigten sie dabei die explodierenden Adipositaszahlen in den USA ab 1970 bis 2015. Tatsächlich konnte das Modell den starken Anstieg der Adipositas auf die zugesetzten Zuckerkalorien in den 1970er und 1980er Jahren zurückführen. Die Ergebnisse zeigen, dass der frühere Zuckerkonsum in den USA die stark gestiegenen Adipositaszahlen bei den Erwachsenen in den letzten Jahren hinreichend erklärt, so die Forscher. Süße Kindheit, schwergewichtige Erwachsene – Prävention von Übergewicht muss daher von klein an beginnen, am besten schon im Mutterleib!

Softdrinks im Fokus

Schon bemerkenswert: Kinder, die schon im Babyalter süße Limonaden nuckeln dürfen, trinken im Schulanfängeralter voraussichtlich mehr als ein süßes Getränk täglich. Dadurch werden sie sozusagen von klein an auf süß getrimmt. Dieses Phänomen des sogenannten »flavour learnings« führt dazu, dass Kleinkinder mit ihrer noch sehr beeinflussbaren Geschmackspräferenz später sehr viel empfänglicher für eine übermäßige Zuckerzufuhr sind. In stylische Dosen und Flaschen abgefüllt, verlocken Limonaden und Colagetränke ihre Käufer zum schnellen Zugreifen, doch sie haben einen großen Nachteil: Limonaden und Colagetränke leisten einen erheblichen Beitrag zur täglichen Kalorien- und Zuckeraufnahme – gerade bei Kindern und Jugendlichen. Laut 14. DGE-Ernährungsbericht einer der Gründe für die nach wie vor hohe Verbreitung von Übergewicht und Adipositas in dieser Altersgruppe, neben zu wenig Bewegung, intensiver Mediennutzung und zu üppiger Portionsgrößen energiedichter Lebensmittel, wie Pizza oder Süßigkeiten. Laut der Health-Behaviour-in-School-aged-Children (HBSC)-Studie trinken vor allem Kinder aus Familien mit niedrigerem Wohlstand und ältere Jugendliche häufiger Softdrinks, Jungen mehr als Mädchen.

Wir sind uns oft gar nicht bewusst, wie viel Zucker wir nebenbei nur durch süße Durstlöscher zu uns nehmen. Da kommen über den Tag schnell einige Gramm zusammen, wie sich anhand einer Erhebung des Max-Rubner-Instituts leicht aufsummieren lässt. Danach enthalten Erfrischungsgetränke 0–15 g Zucker pro 100 ml, im Mittel rund 6 g. Damit liefern manche Produkte bereits mit einem, spätestens mit dem zweiten Glas mehr Zucker, als die WHO täglich gutheißt. Besonders ungünstig: Sie sättigen so gut wie gar nicht. Laut der WHO sind sie damit eine der Hauptursachen für Adipositas.

Kalorienausgleich?

Eine zuckergesüßte Cola oder Limonade zum Essen, das ist eine gängige, beliebte Kombination. Doch kann unser Körper die Extra-Zuckerkalorien in flüssiger Form kompensieren, sprich essen wir weniger, wenn wir solche Getränke zu uns nehmen? Dieser Fragestellung widmete sich die Arbeitsgruppe von Kimber Stanhope an der University of California, eine der weltweit bekanntesten Wissenschaftlerinnen zum Thema Zucker. Der Plan: Über zwei Wochen sollten Freiwillige täglich jeweils ein Viertel ihres Energiebedarfs über gesüßte Getränke zu sich nehmen. Das Forscherteam teilte 144 junge Erwachsene in Gruppen ein, eine bekam standardisierte Lösungen mit Glukose, eine mit Fruktose, eine dritte mit High Fructose Corn Sirup (HFCS), dem in den USA allgegenwärtigem Maissirup, eine vierte erhielt ein Getränk mit Zucker und schließlich eine Vergleichsgruppe ein Getränk mit Süßstoff. Um ihre Nahrungsaufnahme genauestens zu protokollieren, kamen die Probanden zweimal für jeweils dreieinhalb Tage auf Station. Tag 1 durften sie sich am Büffet bedienen und nehmen, was sie wollten. An den Tagen 2 und 3 bekamen sie Mahlzeiten, die ihrem Energiebedarf entsprachen. Zwischen den dreitägigen Aufenthalten in der Einrichtung waren die Teilnehmer knapp zwei Wochen zu Hause, aßen wie gewohnt und nahmen dreimal täglich zusätzlich ihr Interventionsgetränk ein. Die Datenauswertung war nicht wirklich überraschend: Energie aus zuckergesüßten Getränken wird nicht vollständig ausgeglichen. Am besten gelang das noch mit 80 % der Glukosegruppe – ein Unschuldslamm ist Glukose dennoch nicht, wie sich beim Herz noch zeigen wird. Die Fruktose- und HFCS-Gruppe kam jeweils auf etwa 60 %. Am wenigsten schaffte die Zuckergruppe mit nur 40 %. Dass die unvollständige Kompensation von Energie auf Dauer zu Übergewicht beitragen kann, liegt somit auf der Hand.

Mal ein Glas Cola oder Limonade ist sicherlich kein Problem. Doch nicht regelmäßig und flaschenweise. Denn damit nehmen wir in Rekordzeit große Mengen Zucker ohne ausreichende energetische Kompensation zu uns. Im Gegenzug erhalten wir viele Kalorien, ohne wirklich davon satt zu werden. Das führt leicht zu einer Überernährung. ——

Wegweiser WHO

Nicht sonderlich erstaunlich – steigt der Verzehr an Süßigkeiten und Desserts, klettert auch das Körpergewicht nach oben, so zumindest das Ergebnis einer US-Publikation, in der zusammenfassend drei große Studiengruppen untersucht wurden. Insgesamt ist es aber um die Beweiskraft für Zusammenhänge zwischen den zugesetzten Zuckern und überflüssigen Pfunden nicht ganz so üppig bestellt, weil sich die Studien bislang vor allem auf zuckerhaltige Getränke konzentrieren. Zahlreiche Institutionen und Fachgesellschaften verlassen sich da schon lieber auf die WHO. Ihre Leitlinie zur Zuckeraufnahme bei Erwachsenen und Kindern beruht auf sehr guten, qualitativ hochwertigen systematischen Übersichtsarbeiten und basiert damit auf sehr verlässlichen Aussagen. In ihrer Leitlinie kommt die WHO zum Schluss, dass die Beweiskraft zum Zusammenhang Körpergewicht und Zuckerkonsum ausreicht, um allgemein zu raten, nicht mehr als 10 % der täglichen Energiezufuhr in Form von Zucker aufzunehmen.

Macht's die Menge?

Ist die Schädlichkeit von Zucker eine Frage der Menge? Oder anders ausgedrückt: Macht die Dosis das Gift? Jüngere Reviews stützen genau diese These. Sie konnten zeigen, dass unter energetisch bedarfsgerechten Bedingungen Zucker nicht zu Übergewicht beiträgt – wird er aber in *hoher* Menge konsumiert, führt er zu Adipositas und chronischen Erkrankungen. Doch welche Zuckerdosis macht uns übergewichtig und krank? Diese Frage versucht die Europäische Behörde für Lebensmittelsicherheit (EFSA) derzeit zu beantworten, indem sie aus den vorhandenen Studien die obere Zufuhrmenge, sprich den sogenannten Tolerable Upper Intake Level (UL) abzuleiten versucht. Als Datengrundlage dienen über 200 Publikationen zu metabolischen Erkrankungen, allesamt Studien, die den EFSA-Auswahlkriterien genügen. Das Ergebnis wird bereits mit Spannung erwartet. Positiv: Wir haben dann einen Orientierungswert, der uns sagt, welcher Zuckerkonsum langfristig nicht überschritten werden sollte.

Glukose und Fruktose – ein Ganovenduo?

Sind Glukose und Fruktose ein Ganovenpärchen à la Bonnie und Clyde, das wegen eines bedrohlichen Gefährdungspotenzials für unsere Gesundheit zur Fahndung ausgeschrieben werden muss? Was wissen wir über die metabolischen Wirkungen des Zuckerduos? Die beiden Zuckerbausteine könnten möglicherweise gleich mehrfach zu Übergewicht beitragen, so neuere Erkenntnisse:

Glukose setzt im oberen Dünndarm ein Hormon mit dem komplexen Namen glukoseinduziertes insulinotropes Peptid, kurz GIP, frei. Dieses bewirkt, dass nach einer Mahlzeit weniger Fett aus den Depots verbrannt werden kann. Zudem fördert es im Gehirn die Freisetzung von Neuropeptid Y, und das hat es in sich, denn es steigert den Appetit. Und damit nicht genug: GIP macht uns träge – möglicherweise hängt die häufig beobachtete Gewichtszunahme bei Frauen nach den Wechseljahren damit zusammen. Die Freisetzung von GIP scheint ein Hauptmediator für die schädlichen Wirkungen von Zuckern mit einem hohen glykämischen Index im Stoffwechsel zu sein. Es könnte also gut sein, dass dieser Zuckerbestandteil das koordinierte Zusammenspiel von Sättigungs- und Appetithormonen in unserem Körper so verändert, dass daraus eine positive Energiezufuhr resultiert und wir aus diesem Grund zunehmen.

Und wie sieht es mit Fruktose aus, neben Glukose der zweite Bestandteil von Haushaltszucker? Was ihn möglicherweise auf die Anklagebank bringt: Übermäßig konsumiert, stößt er im Hypothalamus offenbar Prozesse an, die darauf hinauslaufen, dass sich ein geringeres Sättigungsgefühl einstellt. Zudem führt Fruktose nicht zu einem Anstieg von Insulin, damit fehlt der Sättigungsimpuls unseres wichtigsten anabolen Hormons. Aber es ist kompliziert: Denn Fruktose fördert im Darm die Ausschüttung des Hormons PYY, das wiederum wie ein Appetitzügler wirkt und damit die Nahrungsaufnahme reduziert. Macht Fruchtzucker also satt oder nicht? Anscheinend in der Wissenschaft noch eine offene Frage, doch praktisch relevant ist sie nicht. Denn wir nehmen Fruchtzucker nicht isoliert auf, sondern wir essen Lebensmittel, also Kombinationen aus den verschiedensten Nährstoffen. Und dann kommt das Hormon Insulin doch noch mit ins Spiel und setzt den entscheidenden Sättigungsimpuls.

Zu viel, zu viel

Scheint also auch beim Fruchtzucker die Wirkung eine Frage der Menge zu sein? Für eine Veranstaltung der Ernährungsfachgesellschaft Society of Nutrition and Food Science (SNFS) überprüfte die renommierte Wissenschaftlerin Prof. Hannelore Daniel im Zusammenhang mit Zucker die Literatur zu zahlreichen Tierstudien und Versuchen am Menschen. Dabei stellte sie fest, dass die scheinbar blutfettsteigernde Wirkung von Fruktose nur relevant ist, wenn Fruktose Teil einer hyperkalorischen Kost ist, diese aber nicht auftritt, wenn die Energieaufnahme angemessen ist. Daniels Schlussfolgerung: Weniger Zucker wirkt sich nur dann positiv auf die Gesundheit aus, wenn gleichzeitig weniger gegessen wird, jedoch nicht, wenn die Energie aus Zucker durch Energie aus anderen Nährstoffen ersetzt wird.

Macht der Gene

Und immer wieder sorgen unsere Gene für überraschende Ergebnisse. So gibt es Menschen, deren Glukose-Transportsystem im Darm Genmutationen aufweist. Ist dieses in seiner Funktion komplett beeinträchtigt, kommt es zu einer seltenen, schwerwiegenden Erkrankung, der sogenannten Glukose-Galaktose-Malabsorption. Hier hilft nur eines – Glukose und Galaktose, ebenfalls ein Einfachzucker, lebenslang strikt meiden. Sind die Mutationen dagegen »leichterer« Natur, ist die Zuckeraufnahme aus dem Darm einfach nur reduziert. Zwischen 3–13 % der Teilnehmer in einer Studie erwiesen sich als Träger solcher Genveränderungen. Der Blutzuckerspiegel dieser Privilegierten ist von Haus aus niedriger im Vergleich zu Menschen ohne diese Mutationen in der Erbsubstanz. Auch ist über einen Zeitraum von 25 Jahren hinweg ihr Risiko deutlich geringer, schwer übergewichtig zu werden oder an Typ-2-Diabetes oder Herzinsuffizienz zu erkranken. Aber immerhin – auch vom Schicksal weniger Begünstigte können etwas tun – weniger süß essen und trinken. Denn die positiven Effekte der Genvarianten auf die Gesundheit entsprechen einer Ernährung mit sehr geringem Zuckerkonsum, so die Forscher. Für sie ein Beweis, dass es eben doch kausale Zusammenhänge zwischen Zuckerkonsum und Gesundheit beziehungsweise den untersuchten Krankheitsbildern gibt.

Übermäßig und häufig genossen, erhöht Zucker, gleich welcher Art, das Risiko für überflüssige Pfunde. Im Gegenzug erhalten wir weniger wertvolle Inhaltsstoffe, die dem Körper dann fehlen und uns anfälliger für Krankheiten machen – auf internationaler Ebene übrigens ein wesentliches Argument, um Zufuhrbegrenzungen für Zucker auszusprechen.

Die Studienbeweise, dass Zucker in flüssiger Form negative gesundheitliche Auswirkungen haben, sind deutlich solider, umfangreicher und besser im Vergleich zur Beweislage zu Zucker in festen Lebensmitteln. Viel Zucker wird über Süßigkeiten aufgenommen, nur ist das nicht so gut untersucht.

Es ist zwar unwahrscheinlich, dass weniger zuckerhaltige Getränke oder zugesetzter Zucker allein die Adipositas-Epidemie vollständig löst, doch die Begrenzung der Aufnahme ist eine einfache Maßnahme, die messbare Auswirkungen auf die Gewichtskontrolle hat, so Frank Hu, Professor an der Harvard T.H. Chan School of Public Health. ——

Veränderte Gehirnstrukturen bei Kindern

Übergewichtige Kinder haben eine erhöhte Zelldichte im sogenannten Nucleus accumbens, einer Gehirnregion, die an der Belohnungsmotivation und dem Essverhalten beteiligt ist. Zu diesem beunruhigenden Ergebnis kamen Forscher, als sie ein neues bildgebendes Verfahren an über 11.000 Neun- bis Zehnjährigen anwandten. Dabei zeigte sich, je rundlicher ihre Taille, umso höher die Zelldichte. Die Veränderungen im Gehirn sagten sogar eine künftige Gewichtszunahme der Kinder voraus. Bereits frühere Studien an Tieren belegten, dass solche Zellansammlungen im Gehirn zwanghaftes Essen verursachen können. Dem ganzen Prozess liegt wahrscheinlich ein Teufelskreis zugrunde: Ungünstige Ernährung und eine übermäßige Kalorienzufuhr können offenbar Entzündungsreaktionen im Gehirn auslösen und so den Belohnungskreislauf stören. Dies wiederum fördert die Nahrungsaufnahme und eine weitere Gewichtszunahme. Die Gewichtsspirale zu unterbrechen, ist schwer. Doch gelingt es, Übergewicht abzubauen, können sich die entzündungsähnlichen Prozesse wieder zurückbilden.

Dickmachende Lebenswelten

Die Ursachen für zu viele Pfunde sind nach heutigem Verständnis vielfältig und komplex. Sie liegen einmal in unseren täglichen und nicht immer gesundheitsförderlichen Verhaltensentscheidungen. Und führen oft genug dazu, dass die Energiezufuhr den individuellen Energiebedarf übersteigt. Doch Adipositas ist nicht einfach ein Ergebnis von Willensschwäche oder persönlichem Versagen, auch genetische Anfälligkeit für Adipositas, inaktive Lebensstile, Stress und ungünstige gesellschaftliche Rahmenbedingungen spielen als Auslöser eine große Rolle. Als Schlüsselkomponente gilt unsere obesogene, sprich dickmachende Lebenswelt – ein Begriff, den der Neuseeländer Boyd

Machen stark verarbeitete Lebensmittel übergewichtig?

Nach einer Studie des US-amerikanischen National Institutes of Health verleiten stark verarbeitete Lebensmittel Menschen dazu, viele Kalorien zu essen und an Gewicht zuzulegen. Für die Studie verzehrten 20 gesunde Erwachsene jeweils 2 Wochen lang Mahlzeiten mit hoch verarbeiteten Lebensmitteln beziehungsweise Mahlzeiten mit minimal verarbeiteten Lebensmitteln. Das Besondere an dem Experiment: Die Menüs wiesen die gleichen Mengen an Kalorien, Zucker, Ballaststoffen, Fett und Kohlenhydraten auf. Die Ergebnisse waren eindeutig: Die Gruppe, die Mahlzeiten mit hoch verarbeiteten Lebensmitteln verzehrte, nahm im Schnitt 508 Kalorien mehr zu sich als die Vergleichsgruppe, sie aß schneller und legte im Durchschnitt in nur 14 Tagen 2 Pfund zu. Die Teilnehmer dagegen, deren Mahlzeiten aus weitgehend naturbelassenen Lebensmitteln bestanden, verloren Gewicht. Nach 2 Wochen wechselten die Teilnehmer das Menü. Und siehe da, diejenigen, die jetzt frische Lebensmittel bekamen, wurden wieder so schlank wie zuvor. Welche Mechanismen hier möglicherweise greifen, wollen die Wissenschaftler in weiteren Studien herausfinden. Wir sind gespannt.

Swinburn vor etwa 20 Jahren eingeführt hat. Diese sieht heute so aus: zu wenig Parks und Grünflächen zum Austoben und Bewegen in urbanem Umfeld, zu wenig Fahrradwege – im Gegensatz zu den Niederlanden und vermutlich ein Grund, warum unsere Nachbarn schlanker sind, stattdessen Sitzmarathon im Homeoffice, an PC, Spielekonsolen und vor dem Fernseher. Mit der Lebenswelt verbunden ist unsere Ernährung, die sich gerade in den letzten Jahrzehnten fundamental gewandelt hat. Charakteristisch für das moderne Food Environment sind Portionsgrößen in XXL-Format, fett- und zuckerreiche Mahlzeiten in Kantinen und Mensen, überquellende Regale in den Supermärkten mit überaus schmackhaften Produkten. Lebenswelt prallt auf genetische Disposition – auf unsere Steinzeitgene, die viel Bewegung »gewohnt« sind.

Softdrinks, Süßigkeiten, süße Snacks – zu viel davon kollidiert mit unserer evolutionären Grundausstattung. Tatsächlich gibt es aber neben Zucker viele Ursachen für Gewichtsprobleme. In einer systematischen Literaturrecherche konnte das Robert-Koch-Institut (RKI) über 80 relevante Einflussfaktoren für Adipositas im Kindesalter identifizieren. Zwei davon sind auf den Konsum von zuckerhaltigen Softdrinks und die vermehrte Aufnahme von Fruktose zurückzuführen. Ungünstig in diesem Zusammenhang: In 41 % der Schulen können Kinder und Jugendliche laut der Studie »Qualität der

Schulverpflegung« Softdrinks erwerben. Dabei gibt es viele gesundheitsförderliche Alternativen, z. B. das Aufstellen von Trinkbrunnen. ——

Diabetes Typ 2 – alarmierende Zahlen

Ein trauriger Negativrekord jagt den anderen. In Deutschland erkranken auf das Jahr gerechnet rund 560.000 Menschen neu an der weit verbreiteten Zuckerkrankheit. Das entspricht etwa der Einwohnerzahl von Bremen oder Dresden. Bis 2040 sollen es hierzulande bis zu zwölf Millionen Menschen sein, weltweit bis 2045 unglaubliche 700 Millionen. Zum Vergleich: Um die Jahrtausendwende waren es noch 151 Millionen. Besonders fatal: Die Dunkelziffer der Erkrankung ist hoch. Ärzte gehen allein in Deutschland von 2 Millionen Menschen aus, vielleicht sogar noch mehr, die von ihrer Typ-2-Diabetes-Erkrankung keine Ahnung haben. Für diese sind chronisch überhöhte Blutzuckerspiegel charakteristisch, später auch eine verringerte Produktion an Insulin. Anfangs macht das kaum Beschwerden, die Betroffenen spüren meist nichts. Wird die Krankheit »zufällig« entdeckt, sind oft schon Folgeschäden da, z. B. Netzhautschäden an den Augen. Umso wichtiger: Die zu finden, die noch »gesund« sind, aber ein hohes Risiko haben, an Typ-2-Diabetes zu erkranken.

Experten-Interview mit dem Diabetologen Prof. Fritsche

Prof. Dr. Andreas Fritsche ist ein renommierter Wissenschaftler und Diabetologe. Für seine Arbeit erhielt er zahlreiche Ehrungen.

Herr Prof. Fritsche, Sie und Ihre Kollegen haben entdeckt, dass Menschen mit Prädiabetes, einer Vorstufe zu Typ-2-Diabetes, sich klar abgrenzbaren Risikogruppen zuordnen lassen. Was hat es damit auf sich?

Einen Prädiabetes lediglich über die Blutglukose zu definieren, ist sehr ungenau. Damit lassen sich nicht alle Betroffenen identifizieren. Deshalb haben wir eine Clusteranalyse unter Einbeziehung verschiedener Kenngrößen des Zucker- und Fettstoffwechsels, der Körperfettverteilung und dem genetischem Risiko durchgeführt. Diese bildet mithilfe einer künstlichen Intelligenz Gruppen von Menschen mit ähnlichen Stoffwechselwerten. So konnten wir sechs Subtypen herausfiltern: drei mit niedrigem Risiko, drei mit erhöhtem Diabetesrisiko. Menschen mit Subtyp 3 etwa bilden zu wenig Insulin und haben daher ein dreifach erhöhtes Risiko, an Diabetes zu erkranken. Menschen mit den Subtypen 5 und 6 zeigen dagegen eine schlechte Insulinwirkung, haben entweder zu viel Leberfett oder zu viel viszerales Fett und haben ein höheres Risiko für Folgeerkrankungen des Diabetes. Mithilfe der neuen Einteilung hoffen wir, Menschen mit hohem Risiko rechtzeitig zu finden und gezielt präventiv zu therapieren.

Angenommen, vor Ihnen sitzt ein Mensch mit hohem Risiko für Typ-2-Diabetes. Was bestätigt Ihren Verdacht? Wie stellen Sie die Diagnose?

Ich versuche erst einmal herauszufinden, aus welchem Lebensumfeld der Patient kommt. Denn dieses gibt viel von seinem Risiko preis, z. B. ein sozial benachteiligtes Umfeld oder ein Migrationshintergrund. Dann schaue ich mir die Körperzusammensetzung des Patienten an, mit entsprechenden Geräten oder per Blickdiagnose. Übergewicht ist zwar nicht die Ursache für eine Entwicklung von Typ-2-Diabetes, aber nach dem Alter der höchste Risikofaktor. Dabei ist nicht das Übergewicht alleine entscheidend, sondern wo es sich befindet.

Übergewicht ist also nicht gleich Übergewicht?

Ja, das stimmt. Besonders ungünstig ist die Fettansammlung innen im Bauchraum, das sogenannte viszerale Fett, schützend wirkt sich dagegen das Fett unter der Haut aus, das subkutane Fett, besonders im Bereich des Beckens und der Oberschenkel. Eine sehr schlanke Frau mit sehr wenig subkutanem Fett an den Oberschenkeln beziehungsweise im Bereich des Gesäßes kann fast normalgewichtig sein, dennoch ein hohes Risiko haben, weil sie eben diese schützenden Fettdepots nicht hat. Um nochmals auf die Diagnosestellung zurückzukommen: das wichtigste Diagnoseinstrument ist dann natürlich eine Blutabnahme, um zu schauen, ob jemand ein erhöhtes Diabetesrisiko hat. Das kann man einfach machen, indem man den HbA_{1c} misst. Dieser Wert erlaubt einen Rückschluss auf die Blutzuckereinstellung der letzten Wochen, ist aber nicht so genau wie der orale Glukosetoleranztest, der eine sicherere Risikoabschätzung ermöglicht.

Was ist für die Diagnose noch wichtig?

Studien unserer Gruppe, aber auch viele andere Forschungen haben gezeigt, dass eine Fettleber einer der Hauptrisikofaktoren für Diabetes ist. Daher sehen wir nach, ob der Patient bereits eine Fettleber entwickelt hat, z. B. mit einer Ultraschalluntersuchung oder, wenn die Erkrankung schon fortgeschritten ist, kann ich auch mit einer Blutabnahme sehen, ob die Leberwerte verändert sind.

Und was können Menschen tun, die Angst haben zu erkranken, weil Familienmitglieder bereits Diabetes haben?

Ich würde ihnen raten, zum Check-up 35 zu gehen, das ist die erste Anlaufstelle, wo man nach Veränderungen sehen könnte. Da ist zwar leider kein oraler Glukose-Toleranz-Test dabei, aber zumindest wird nach dem Langzeitblutzucker geschaut und nach den Blutfettwerten. Natürlich können solch einen Check-up auch ältere Menschen machen. Auf jeden Fall würde ich jedem Menschen ab dem 30., 35. Lebensjahr raten, einmal einen Diabetesrisikotest zu machen.

Welchen Diabetesrisikotest empfehlen Sie?

Ganz klar den Diabetesrisikoscore DRS vom Deutschen Institut für Ernährungsforschung und dem deutschen Zentrum für Diabetesforschung (DZD), weil dieser in verschiedensten Populationen geprüft wurde, das Risiko sehr gut vorhersagt und weitergehende kardiovaskuläre Risikofaktoren erfasst. Zudem wird nach Fleischkonsum, Vollkornverzehr und Bewegung gefragt und wenn das ungünstig ist, gleich ein Verbesserungsvorschlag gemacht. Die Aussagekraft dieses Fragebogens ist hoch – gerade bei Menschen mit hohem Diabetesrisiko. Das ist ja das, was mich umtreibt, Hochrisiko-Menschen rechtzeitig zu erfassen. Und dies ist mithilfe so eines Fragebogens schon sehr gut möglich.

Wenn der Test nicht so toll ausfällt, was mache ich?

Nicht auf die lange Bank schieben, sondern sich jemand suchen, der hilft, am Ball zu bleiben und gleich in eine Aktion zu starten.

An wen denken Sie?

Das kann der Hausarzt sein, ein Diabetologe, aber auch eine Ernährungsberaterin oder ein Lebensstilcoach. Letzteres finde ich sogar besser, weil solche Berufsgruppen dabei helfen, längerfristig den Lebensstil zu ändern. Unsere bisherigen Studien zur Diabetesprävention haben gezeigt: Patienten, die von Diabetes- oder Ernährungsberatern zu ihrem gesamten Lebensstil gecoacht wurden, konnten größere Therapieerfolge erzielen. Die persönliche Begegnung mit dem Betreuer motiviert am besten. Und klar ist auch, eine Beratung wirkt umso besser, je häufiger, engmaschiger und individueller sie erfolgt. Am besten ist daher ein Coach, der den Patienten quasi rund um die Uhr wie bei den Promis betreut – das ist teuer, deswegen müsste man eine so intensive Betreuung ausschließlich den Hochrisiko-Menschen in Gruppen zukommen lassen. Jemand ohne hohes Risiko kann sich auch selbst motivieren, und wenn er es nicht schafft, ist es nicht schlimm, denn er wird trotzdem nicht krank. Der Punkt ist, wir haben nicht unendliche Ressourcen, daher sollten die verfügbaren Ressourcen intensiv den hoch gefährdeten Patienten zugutekommen.

Was passiert, wenn ich mich jetzt längere Zeit ungesund ernähre, rauche usw. Hat es nur dann Konsequenzen, wenn ich auch die genetische Veranlagung zu Diabetes habe?
Wenn das Risiko hoch ist, also wenn in der Familie eine Belastung besteht, wenn ich schon übergewichtig bin beziehungsweise einen Prädiabetes habe, dann ist das schon so, dass ich diese Maßnahmen konsequent durchführen muss – allerdings ohne dabei den Lebensstil gewaltsam und aggressiv zu ändern. Es darf nicht in Stress ausarten. Den Druck würde ich lieber rausnehmen. Lieber Kleinigkeiten ändern, aber die dauerhaft.

Ein bisschen in diese rigorose Richtung geht ja auch der Hype »zuckerfrei essen«. Was halten Sie davon?
Es ist gar keine Frage, dass der mittlere Konsum an Zucker zu hoch ist, und zwar bedingt durch Softdrinks und industriell hergestellte Lebensmittel, in denen zu viel versteckter Zucker enthalten sind. Doch der Trend, Zucker als Gift zu betrachten und überhaupt keinen Zucker mehr zu konsumieren, das geht mir zu weit. Wo man wirklich sagen müsste, dass es Gift ist, das ist z. B. der Alkohol. Alkohol ist ein Zellgift. Man weiß das ja aus der Schwangerschaft: schon geringe Mengen Alkohol können das Kind schädigen. Auch bei bestimmten Erkrankungen oder bei Einnahme bestimmter Medikamente ist Alkohol tabu, das ist gar keine Frage. So ist das beim Zucker nicht.

Herr Prof Fritsche, Sie sind Schwabe, mögen Sie Spätzle?
Ja!

Aber die werden aus hellem Mehl hergestellt. Und vielfach wird ja empfohlen, auf dunkle Mehle und Vollkornbrot zur Vorbeugung gegen Diabetes zu setzen. Also nur noch Brot aus Vollkorn?
Wenn ein richtiger Bäcker den Brotteig lange gehen lässt, dann ist nicht so entscheidend, ob er Vollkorn enthält oder nicht. Es kommt vielmehr darauf an, ob er traditionell gefertigt ist oder nicht. Hierzu gibt es schöne Untersuchungen zu Blutzuckersteigerungen von Baguette. In Fabriken hergestelltes Baguette erhöht den Blutzucker sehr

viel mehr als Baguette von einem Pariser Bäcker, der das noch nach altem Rezept macht. Dies gilt auch für Pizza, auch hier kommt es stark darauf an, ob sie von einem richtigen Pizzabäcker stammt oder ob das eine Tiefkühlpizza ist, die dann oft einen viel stärkeren Blutzuckeranstieg erzeugt.

Wie lauten Ihre drei wichtigsten Ernährungstipps?

Das Allerwichtigste wäre mir, dass versucht wird, industriell hergestellte Nahrungsmittel zu reduzieren und stattdessen mehr selbst zu kochen und hierzu ursprünglich belassene Lebensmittel zu verwenden. Es sollen eben nicht die Fertigpackungen genommen und in der Mikrowelle schnell warm gemacht werden. Diese industriell hergestellte Nahrung hat extrem eng gepackte Kalorien, also auf wenig Volumen sind sehr viele Kalorien enthalten. Auch zu viel Zucker spielt hier eine Rolle. Als Zweites empfehle ich, den Fleischkonsum zu reduzieren. Und das ist jetzt keine Forderung für ausschließlich vegane oder vegetarische Ernährungsform. Jedoch bedeutet ein vermehrter Fleischkonsum und Konsum von Wurstwaren ein Risikofaktor für Typ-2-Diabetes. Und das Dritte wäre, Zucker und vor allem Softdrinks zu reduzieren.

Über das Insulin wird ja immer viel geschrieben und es schon fast als böse dargestellt, aber Insulin hat ja auch nützliche Seiten.

Ja, Typ-1-Diabetes-Patienten, die kein eigenes Insulin mehr haben, wissen ganz genau, dass Insulin ein überlebenswichtiges Hormon ist. Seit der Entdeckung des Insulins vor 100 Jahren hat es millionenfach Leben gerettet. Mir ist es ganz wichtig, Insulin immer als positives Hormon darzustellen. Insulin ist ein gutes Hormon, es dient auch dazu, dass wir anabol etwas im Körper aufbauen können. Es wirkt in allen Geweben.

Herr Professor Fritsche, Insulin wirkt auch im Gehirn?

Ja, bei Experimenten im Jahr 2000 hat man in verschiedenen Geweben bei Mäusen den Insulinrezeptor ausgeknockt. Das heißt, es gab Knockout-Mäuse ohne Insulinrezeptor in der Leber, Knockout-Mäuse ohne Insulinrezeptor im Muskel, und Knockout-Mäuse ohne Insulinrezeptor im Gehirn. Dabei zeigte sich: Hauptsächlich die Knockout-Mäuse ohne Insulinrezeptor im Gehirn wurden krank, sie entwickelten am schnellsten Übergewicht und Diabetes. Das war der Anstoß, das auch beim Menschen nachzuschauen. Und es ist tatsächlich so, wenn Insulin im Gehirn nicht mehr richtig wirkt, dann werden nicht nur die Mäuse, sondern auch die Menschen übergewichtig und bekommen schlimmstenfalls Diabetes.

Aber was kann das im Gehirn auslösen?

Der normale Zustand ist, dass wir im Nüchternzustand einen niedrigen Insulinspiegel haben. Wenn wir etwas essen, geht der Insulinspiegel hoch. Bei einem gesunden, schlanken Menschen mit funktionierendem Stoffwechsel sorgt das hohe Insulin dafür, dass Energie in die Zelle kommt. Im Gehirn aber signalisiert der hohe Insulinspiegel, dass wir Nahrung nicht mehr so interessant finden. Wir riechen beispielsweise die Nahrung nicht mehr so gut, nehmen also Essensgerüche nicht mehr so intensiv wahr und finden überhaupt Nahrung nicht mehr so interessant. Insulin setzt also ein Sättigungssignal, und wenn Sie sich jetzt vorstellen, dieses Sättigungssignal funktioniert nicht mehr richtig, dann finde ich weiterhin Nahrung interessant und esse weiter und weiter und werde schließlich übergewichtig. Diese Insulinresistenz im Gehirn entsteht entweder schon im Mutterleib durch epigenetische Mechanismen oder kann genetisch veranlagt sein. Der häufigste Grund für eine reduzierte Insulinwirkung im Gehirn ist jedoch das Übergewicht selbst, es entsteht also ein Teufelskreis – ein Circulus vitiosus.

Was hilft gegen diese Insulinresistenz im Gehirn?

Sie wird vor allem durch Sport- oder Bewegungsprogramme verbessert, vielleicht kann man auch durch bestimmte Diätmaßnahmen etwas verbessern, doch dafür haben wir noch keine Beweise.

Aber ausgelöst wird die Insulinresistenz des Gehirns über den Mechanismus Übergewicht?

Es besteht hier ein enger Zusammenhang, fast jeder Übergewichtige ist auch insulinresistent im Gehirn.

Ja, und wenn man weiß, dass Insulin im Gehirn auch Areale anspricht, die mit dem Gedächtnis zu tun haben …

Ja, hier wird es kompliziert. Im Hypothalamus, der den ganzen Stoffwechsel reguliert, da gibt es in jedem Fall eine Insulinresistenz. Es gibt aber auch eine Insulinresistenz in den frontalen Gehirnabschnitten, in dem Bereich, der für Emotionen und eben auch Gedächtnis zuständig ist. Diese Hirnareale kommunizieren mit dem Hypothalamus, und da gibt es bestimmte Netzwerke, die alle vom Insulin beeinflusst werden. Es ist wahrscheinlich so, dass Menschen, die eine starke Insulinresistenz des Gehirns haben, auch häufiger eine Demenz entwickeln.

Im Stoffwechsel hängt alles irgendwo zusammen. Lässt sich eine solche Insulinresistenz im Gehirn behandeln?

Ja, manche bezeichnen Demenz und Alzheimer als Diabetes Typ 3, bisher sind das jedoch alles Theorien. Leider gibt es noch keine praktischen Anwendungen, sodass sich diese Erkrankungen durch Ernährung oder Bessern der Gehirninsulinresistenz behandeln ließen. Es gibt aber Hinweise, dass bestimmte Diabetesmedikamente, die bei Diabetespatienten auch zur Gewichtsabnahme führen, auch diese Insulinresistenz im Gehirn bessern. Was Sinn machen würde.

Vielen herzlichen Dank für das Gespräch, Herr Professor Fritsche!

Studie bringt Klarheit

Donuts mit Zuckerguss, süßer Eistee und zuckersüßer Fruchtjoghurt – macht uns das Dolce Vita übergewichtig und erhöht so das Typ-2-Diabetes-Risiko? Oder liefert Zucker mehr als nur »leere Kalorien« und beeinflusst direkt das Entstehen eines Typ-2-Diabetes, also ohne den Umweg über das Übergewicht zu nehmen? Darüber wird seit Jahren in der Wissenschaft zum Teil heftig debattiert. Neue Nahrung hat die Diskussion 2018 durch ein viel beachtetes Editorial im renommierten »British Medical Journal« erhalten. Zur Streitschlichtung hat jetzt eine neue Studie beigetragen. Durchgeführt hat sie das Team um Dr. Sabrina Schlesinger, Leiterin der Nachwuchsforschergruppe Systematische Reviews, am Deutschen Diabetes-Zentrum (DDZ). Die Studie stützt sich auf Daten zum Pro-Kopf-Zuckerkonsum und den allgemeinen Übergewichtsraten aus 192 Ländern. Dabei zeigte sich: In Ländern, in denen der Zuckerkonsum höher ist, kommen auch Übergewicht und Typ-2-Diabetes häufiger vor. Zudem konnten die Wissenschaftler anhand der Korrelationen ganz pragmatisch nachweisen: Der Zusammenhang zwischen einer hohen Zuckeraufnahme und einer erhöhten Anzahl an Diabetesfällen lässt sich zu 66% durch ein erhöhtes Körpergewicht erklären. Ob Zucker direkt zu Übergewicht führt oder Übergewicht zu Diabetes, darüber ermöglicht die rein statistische Berechnung keine Aussage. Möglicherweise gibt es aber bei den restlichen 34%, die sich nicht mit steigendem Body-Mass-Index erklären lassen, Mechanismen in diese Richtung. Einflüsse von Zucker auf den Stoffwechsel beispielsweise, die das Entstehen einer Diabeteserkrankung auf direktem Wege begünstigen.

Zuckerflut aus der Flasche

Der tägliche Konsum an Süßgetränken über Jahre hinweg kann offenbar selbst dann Diabetes auslösen, wenn er nicht übergewichtig macht. Der Effekt ist auf den ersten Blick nicht gewaltig. Doch ein Rechenexempel, bezogen auf die britische Bevölkerung, zeigt: Bei 2,6 Millionen erwachsenen Menschen mit Typ-2-Diabetes treten innerhalb von 10 Jahren 80.000 Fälle auf, die sich durch Verzicht auf süße Erfrischungsgetränke hätten vermeiden lassen.

Dass gezuckerte Limonaden das Risiko für Typ-2-Diabetes erhöhen können, hat die Deutsche Gesellschaft für Ernährung (DGE) bereits 2011 in ihren evidenzbasierten Leitlinien dargelegt. Neue Hinweise für die ungünstige Wirkung von Erfrischungsgetränken und Fruchtsäften auf das Risiko, an Typ-2-Diabetes zu erkranken, liefert eine Studie der Harvard T.H. Chan School of Public Health. Das Resultat: Knapp 120 Milliliter täglich über einen Zeitraum von 4 Jahren getrunken erhöht das Diabetesrisiko um 16 % in den folgenden 4 Jahren. Eine Portion davon jeden Tag durch Wasser, ungesüßten Kaffee oder Tee zu ersetzen, ist folglich eine sehr gute Idee, sagen die Forscher. Denn das senkt das Risiko – um 2–10 %. Die Studie ist deshalb so aussagekräftig, weil sie auf umfangreichem Datenmaterial von 192.000 Teilnehmern basiert, angesammelt in mehr als zwei Jahrzehnten. Und selbst nachdem die Forscher alle Variablen herausgerechnet haben, die das Ergebnis beeinflussen könnten, wie Body-Mass-Index, Änderungen der Ernährung oder Lebensstilgewohnheiten – der Risikoanstieg blieb bestehen.

Gesunde Essmuster

Iss das Richtige, ist das der Schlüssel zum Erfolg? Durch gezieltes, rechtzeitiges Eingreifen ließe sich bei Typ-2-Diabetes ein großer Teil der Neuerkrankungen verhindern, sagen Experten. Wissenschaftler setzen hier zunehmend auf Essmuster, die sich in Studien als gesundheitsförderlich erwiesen haben. Welche Bestandteile sollte so ein vorteilhaftes Essmuster beinhalten, welche eher weniger? Damit hat sich die Nachwuchswissenschaftlerin Manuela Neuenschwander eingehend in einer sehr detailreichen Übersichtsarbeit auseinandergesetzt. Von anfänglich 11.413 Studien blieben am Ende noch 53 Meta-Analysen übrig, die zusammenfassende Risikoschätzungen für die Zusammenhänge zwischen der Neuerkrankungsrate an Typ-2-Diabetes und 153 Parametern enthielten. Zu den untersuchten Parametern zählten u. a. Ernährungsverhalten, glykämischer Index, Lebensmittel, Getränke, Alkohol, Makro- und Mikronährstoffe. Ergebnis: Ernährung ist bei der Prävention von Typ-2-Diabetes ein wichtiger Pfeiler, wie Neuenschwander und die Forschergruppe unter Leitung von Dr. Sabrina Schlesinger überzeugend belegen konnten: Risikosenkend wirkt sich ein hoher Verzehr von Vollkornprodukten und reichlich Getreideballaststoffen aus, risikosteigernd dagegen ein erhöhter Konsum von zuckerhaltigen Getränken und mehr als 100 g Fleisch pro Tag , speziell verarbeitete Fleischwaren. Die Verlässlichkeit dieser Aussagen stuften die Forscher als hoch ein. Schöne Bekräftigung: Eine große Studienauswertung – die Essenz aus immerhin 60 systematischen Überprüfungen und Metaanalysen – bestätigt, was das Forscherteam am DDZ für die Essmuster herausgefunden und beschrieben hat.

Eine schwedische Genanalyse konnte 19 Faktoren ausfindig machen, die das Risiko für eine Erkrankung an Typ-2-Diabetes erhöhen. Dazu zählen bekannte wie Bluthochdruck, Rauchen, Depressionen, aber auch Schlaflosigkeit und zu kurze Schlafdauer. Umweltfaktoren spielen Hinweisen zufolge ebenfalls eine Rolle. Zucker ist also nicht der alleinige Schuldige.
Summa summarum zeigen die Studien aber: Ein übermäßiger Zuckerkonsum, vor allem über zuckrige Erfrischungsge-

tränke, kann das Risiko für eine Typ-2-Diabetes-Erkrankung erhöhen. Doch nicht zu vergessen: Viel Zucker können auch gesüßte Eistees und Kaffeespezialitäten enthalten.
Laut Diabetes-Gesundheitsbericht 2019 gilt es inzwischen als erwiesen, dass zwischen Zuckerkonsum, Übergewicht und Typ-2-Diabetes eine ursächliche Beziehung besteht. Übergewicht ist der wichtigste Risikofaktor, an Typ-2-Diabetes zu erkranken. So sind 80–90 % der Menschen mit Typ-2-Diabetes in Deutschland gleichzeitig übergewichtig. ——

TIPP: Wer sein persönliches Risiko testen will, findet im Internet aussagekräftige, wissenschaftlich fundierte Fragebogen. Wer dabei wie ein Pilot in einem Cockpit sitzen möchte und quasi im Flug sein Diabetes-Risiko ermitteln will, erhält auf der Website des Deutschen Diabetes-Zentrums die Gelegenheit dazu (Seite 246). Anhand des GesundheitsCheck DIABETES (FINDRISK) können Interessierte mit nur 8 Fragen ermitteln, wie gefährdet sie sind, in den nächsten 10 Jahren an Typ-2-Diabetes zu erkranken. Der Test funktioniert simpel und steht auf der Website der Diabetesstiftung (Seite 246).

Die Leber und ihre To-do-Liste

»Die Leber wächst mit ihren Aufgaben« – so heißt ein Bestseller des bekannten Arztes und Moderators Eckart von Hirschhausen. Ein witziger Buchtitel und schön doppeldeutig. Tatsächlich ist die To-do-Liste unseres größten inneren Organs lang. Darauf stehen über 300 Einzelposten. Mit am wichtigsten: ihre Detox-Funktion. Die besteht darin, Abbauprodukte, Alkohol und mit der Nahrung aufgenommene Schadstoffe zu entgiften, die massenhaft über unser Blut anfluten. Das schafft nur ein Workaholic. Denn immerhin durchströmen unser Superorgan rund 2000 Liter Blut täglich.

Die Leber leidet still

Eine Detox-Maßnahme der Leber ist, bei Anfluten zu vieler Fettsäuren diese als Fett-Eiweißpartikel mit sehr geringer Dichte, sogenannte VLDL-Cholesterin, verpackt wieder ins Blut abzugeben. Dazu stehen ihr noch ein paar Helfer zur Seite, das Adiponektin etwa, ein Hormon, das wie eine natürliche Fettbremse wirkt und die Fettbildung in der Leber hemmt. Wenn allerdings die Entgiftungsmechanismen überlastet sind, kommt es zur Entzündung der Leber und zu Insulinresistenz. Und es entsteht eine Fehlregulation von Eiweißstoffen, sogenannten Hepatokinen. Wobei – aufgepasst – Glukose und Fruktose das noch verstärken können. Wie Forscher in Tübingen zeigen konnten, sind diese Hepatokine in der Lage, auch an anderen Organen Schäden hervorzurufen. Unser Multitalent Leber wächst tatsächlich, indem sie unnatürlich viel Fett einlagert. Dadurch schwillt sie an – in schweren Fällen bis auf die doppelte Größe. Eine verfettete Leber ist nicht mehr dunkelbraun und weich-elastisch, wie in gesundem Zustand. Sondern hart und gelblich. Die nicht alkoholisch bedingte Fettleber, kurz NAFDL, tritt inzwischen schon bei jedem vierten Erwachsenen in Europa auf. In Deutschland sind es 18 Millionen Menschen. Sogar Kinder und Jugendliche bleiben davon nicht verschont – und es ist kaum zu glauben, je nach Studie haben 11–29 % der übergewichtigen beziehungsweise adipösen Heranwachsenden bereits eine Fettleber. Tückisch: Erkrankungen des schmerzunempfindlichen Organs verlaufen anfangs oft unbemerkt. Das ist wenig bekannt und leider nicht harmlos. Die Leber leidet still. Wichtiges Forschungsergebnis: Menschen mit Fettleber haben öfter gleichzeitig einen Prädiabetes, also eine Vorstufe zu Typ-2-Diabetes.

Süße Last

Für seinen Dokumentarfilm »Sugarland« verspeiste Damon Gameau im Selbstversuch 60 Tage lang 40 Teelöffel Zucker täglich, eine Menge, wie sie Australier typischerweise jeden Tag zu sich nehmen. Das Besondere: Er bewegte sich und aß nicht mehr Kalorien als sonst auch, den Zucker nahm er allerdings in Form vermeintlich gesunder Nahrungsmittel zu sich, wie gesüßte Müsli, Smoothies, Müsliriegel und fettarme Joghurts. Diese genießen ein gesundes Image, sind aber oftmals wahre Zuckerbomben. Nach Ablauf der 60 Tage hatte der Filmemacher 8,5 kg zugenommen, 10 cm viszerales Fett mehr um die Taille, Stimmungsschwankungen und laut Ärzten erste Vorboten für Herzprobleme. Und eine Fettleber. Auf Ernährungsebene machen Experten für die sogenannte Steatose heutzutage vor allem Glukose, Fruktose, gesättigte Fettsäuren und eine positive Energiebilanz verantwortlich. Dies alles befeuert den Aufbau von Depotfett in der Leber, die sogenannte Lipogenese. Als Mechanismen werden in der Literatur beschrieben:

- Wenn wir uns zu wenig bewegen, flutet weniger Glukose aus dem Blut in den Muskel. Weil dort keine Extra-Energie gebraucht wird. Das steigert die Fettbildung.
- Übergewicht fördert Diabetes und pathologisch erhöhte Insulinspiegel im Blut. Das wiederum

- verstärkt den Fettaufbau in der Leber. Zu viel Bauchfett und systemische Stoffwechselerkrankungen wie Typ-2-Diabetes können die Entwicklung einer Fettleber und das Fortschreiten der Erkrankung noch beschleunigen. Eine Fettleber ist jedoch nicht nur Folge der Stoffwechselerkrankung, sondern kann sie auch verursachen.
- Insulin und Glukose, vor allem aber Fruchtzucker, stoßen die Fettneubildung in der Leber über verschiedene Prozesse an.

Ein Blick in die Historie zeigt: Bereits die alten Ägypter fütterten Gänse mit getrockneten, zuckersüßen Feigen und Datteln, um ihre Version von Leberpastete herzustellen. Dass Fruchtzucker der Leber mehr als Glukose schadet, zeigen diverse Studien. Dementsprechend konzentrieren sich viele Forschungen auf diesen Zuckerbestandteil. Dadurch wissen wir: Fruktose stimuliert die Fettneubildung und blockiert gleichzeitig den Abbau von Fettsäuren. Chronisch aufgenommen verringert sie nachweislich den Energieverbrauch im Ruhezustand. Allerdings sind dabei längst noch nicht alle Details geklärt. Umso aufschlussreicher, dass 2020 gleich mehrere Veröffentlichungen neue Einblicke in den Fruktosestoffwechsel vermitteln konnten:

Der Darm beschützt die Leber

Fruktose wird nicht – wie stets gedacht – ausschließlich in der Leber, sondern hauptsächlich in der Schleimhaut des Dünndarms verstoffwechselt. Und zwar zu 90%, wie eine Forschergruppe um Jang an Mäusen zeigen konnte. Dabei entstehen Laktat, Glukose und Neutralfette, sogenannte Triglyzeride. Bisher war unklar, ob dieser Stoffwechselweg im Dünndarm die Fettbildung in der Leber und damit das Entstehen einer Fettleber verhindert oder sogar dazu beiträgt.

Das amerikanische Wissenschaftlerteam konnte diese Frage nun in einer Folgestudie klären – kurz zusammengefasst: Der Darm hilft der Leber, indem er den Fruchtzucker abbaut. Dreh- und Angelpunkt dabei ist ein Schlüsselenzym namens Ketohexokinase, das sowohl im Darm als auch in der Leber vorkommt. Im Darm steuert es, wie schnell Fruktose abgebaut wird. Bei gentechnisch veränderten Mäusen mit geringerem Spiegel an diesem Enzym im Dünndarm erhöht sich die Menge an überschüssiger Fruktose. Damit erreicht eine größere Fruktosemenge die Leber – und fördert so die Entstehung einer Fettleber. Bei höherem Enzymspiegel im Dünndarm ist es genau umgekehrt – mehr Fruktose wird bereits im Dünndarm umgewandelt. Folglich gelangen geringere Fruktosemengen in die Leber – womit die Gefahr einer Fettleber sinkt. Zum gleichen Ergebnis kam eine amerikanisch-japanische Forschergruppe.

Richtig interessant ist auch diese Studienerkenntnis: Bei identischer Menge wirkt sich Fruktose in Getränken fettaufbauender aus als in fester Nahrung. Günstiger ist ein Getränk in kleinen Mengen während einer langen Mahlzeit aufzunehmen statt auf einmal – zumindest zeigte sich das bei den Mäusen. Weitere Forschungsarbeiten müssen die Ergebnisse jetzt am Menschen noch bestätigen.

Zu viel Fruktose überfordert den Darm. Große Mengen aus Getränken, Süßwaren und Fertigprodukten bringen das Fass zum Überlaufen (»Spillover«). Mit der Folge, dass Teile davon in Leber und Dickdarm gelangen. Darmbakterien bauen den Fruchtzucker ab. Daraus kann eine Unverträglichkeit mit Krämpfen und Völlegefühlen resultieren. ——

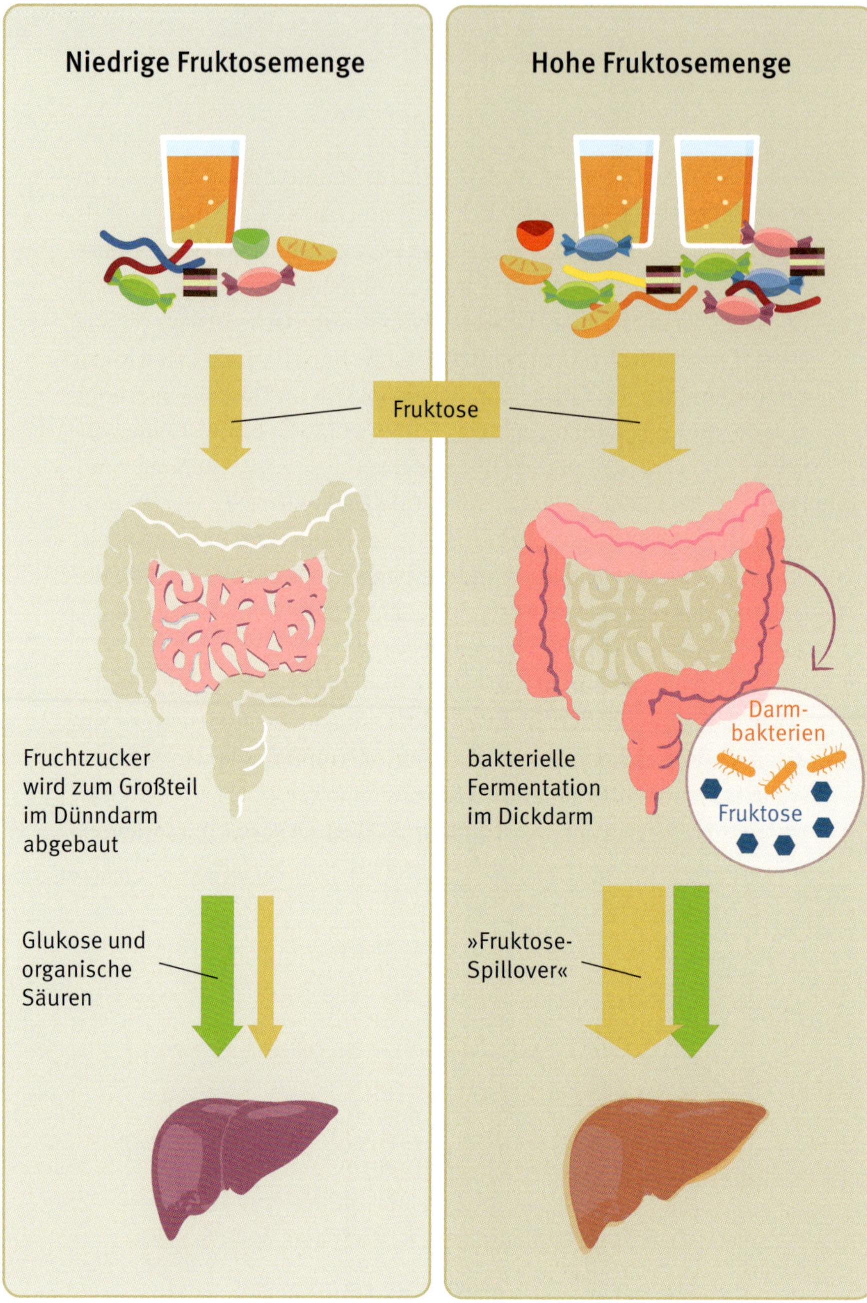

Wer hätte das gedacht: Der Dünndarm baut den meisten Fruchtzucker ab, und nicht die Leber. Hohe Fruktosemengen überfordern ihn allerdings.

Löchrig wie ein Käse

Eine exzessive Aufnahme von Fruktose schädigt die Darmbarriere, eine normalerweise dichte Schleimschicht, die wie eine uneinnehmbare Festung fiese Eindringlinge wie mikrobielle Giftstoffe aufhält und so die inneren Organe schützt. Wenn jedoch die Darmwand durchlässiger wird, »Leaky Gut« genannt, gelangen diese Schadstoffe über das Pfortaderblut in die Leber. Wie das Kohlenhydrat diese Veränderungen auslöst und welche Rolle es bei der Entwicklung einer Fettleber und dem Fortschreiten der Erkrankung spielt, war bislang im Detail noch nicht ganz geklärt. Ein internationales Forschungsteam unter Jelena Todoric, Gastwissenschaftlerin an der University of California in San Diego, ergänzte jetzt das Puzzle um eine wichtige Erkenntnis. Anhand von Mausmodellen entdeckten die Wissenschaftler, dass eine zu hohe Fruktoseaufnahme die Bildung von Giftstoffen anregt. Und diese wiederum Entzündungssignale aktivieren. Wodurch der Startschuss für Enzyme fällt, die Abbauprodukte der Fruktose endgültig zu Fettsäuren umzuwandeln, für Prozesse also, die letztlich zur Fettleber und zum Fortschreiten der Lebererkrankung beitragen.

Noch mehr Ungemach

Fruktose kurbelt Enzyme an, die letztlich die Fettbildung in der Leber befördern. Das Enzym Ketohexokinase etwa aktiviert über die Harnsäure den Fettsäurenabbau, damit steht im Stoffwechsel mehr Fett zur Verfügung. Und noch einen ungünstigen Effekt hat Harnsäure: Sie wirkt entzündungsfördernd, auch in der Leber. Zu viel Glukose im Blut wird in Fruktose umgebaut und wir haben bereits gehört, dass dies der Leber schadet. Fruktose – der wahre Schurke? Bei der Leber sieht es ganz danach aus. Im Vergleich zu Glukose ist sie offenbar zwei bis drei Mal so potent, das Fett in der Leber zu vergrößern.

Kompensiert Sport zu viel Fruktose?

Viel Fruktose und Sitzmarathon – diese Kombi scheint besonders ungünstig zu sein: Sie regt die Fettneubildung in der Leber an und erhöht Blutfettwerte. All das lässt sich verhindern – durch erhöhte körperliche Aktivität! So das Ergebnis einer neueren Studie der beiden Schweizer Wissenschaftler Luc Tappy und Robin Rosset. Aus Fruktose gebildete Glukose und Laktat werden beim Sport als Energiequelle genutzt oder nach dem Training im Muskel gespeichert. Damit landet weniger Fruktose in der Leber. Fazit von Tappy und Rosset: Die schädlichen Effekte von Fruktose hängen eng mit einem Ungleichgewicht zwischen Energieaufnahme und Energieabgabe zusammen. Also nichts wie raus und bewegen!

Zu viel Zucker, vor allem sein Bestandteil, die Fruktose, wirkt sich offensichtlich direkt gesundheitsschädigend auf Organsysteme wie die Leber aus. Zu den wichtigsten Erkenntnissen der letzten Jahre zählt dabei, dass das Fruktosemolekül in erster Linie nicht selbst zur Fettansammlung in der Leber beiträgt, sondern – wie ein Strippenzieher im Hintergrund – Prozesse dazu anstößt. Wie die eben beschriebenen Entzündungsmechanismen. Daher gut zu wissen: Softdrinks, die auf dem deutschen Markt angeboten werden, sind eher selten mit reinem Fruktosesirup gesüßt. ——

Höchste Zeit, die Leber zu entrümpeln

Nicht nur unsere Wohnungen sind häufig zu vollgestopft, sondern auch unsere Leber, so die Deutsche Leberstiftung und rät als Gegenmaßnahme Minimalismus für die Leber, denn das tut ihr gut. Beruhigend zu wissen: Im ersten Stadium einer Fettleber ist noch alles reversibel. Das heißt, allein durch Umstellen der Ernährung und mehr Bewegung lässt sich eine Fettleber ohne Anzeichen einer Entzündung vollständig ausheilen. Um die aufgeblähte Leber zu gesunden, genügt es, 5–7% des Körpergewichts abzunehmen. Sobald dies geschafft ist, hat die Leber gleich weniger Stress. Und besonders motivierend: Patienten, die ihre Leber entfetten, haben eine große Chance, ihren Typ-2-Diabetes in Remission zu schicken oder ihn gar nicht erst zu entwickeln. Remission ist eine Heilung auf Zeit. Die Blutzuckerwerte liegen im Normalbereich – aber nur so lange, wie die Betroffenen einen gesunden Lebensstil beibehalten.

TIPP: Wer wissen will, wie es um seine Leber bestellt ist, kann dies in einem einfachen Selbsttest herausfinden. Dr. Rainer Günther am Bereich Hepatologie des Universitätsklinikums Schleswig-Holstein tätig hat hierzu einen 20-Fragen-Katalog (Seite 246) entwickelt.

Zucker – eine Herzensangelegenheit?

Es pocht, wenn wir joggen, und pulsiert langsamer, wenn wir entspannen. Tag für Tag vollbringt unser Herz Topleistungen. Unser wichtigstes Organ schlägt beständig und zuverlässig für uns, in Ruhe zwischen 60 und 80 Mal pro Minute. Hochgerechnet sind das circa 100.000 Schläge täglich. Dabei pumpt es sage und schreibe 10.000 Liter Blut durch die Blutgefäße. Damit ist es unser wichtigstes Organ, der Motor, der uns am Leben hält. Leider gerät er oft ins Stolpern. Denn Herz-Kreislauf-Erkrankungen, auch kardiovaskuläre Erkrankungen genannt, sind weit verbreitet. Sie betreffen das Herz und die Blutgefäße. Und sind deshalb so fatal, weil sie schwere Folgen haben können, wenn sie nicht konsequent behandelt werden. Laut Statistischem Bundesamt waren sie im Jahr 2019 – wie schon in den Vorjahren – hierzulande die häufigste Todesursache. In den meisten Fällen ist Gefäßverkalkung, sprich Atherosklerose, daran schuld.

Paradigmenwechsel

Die Ernährung ist bei der Entwicklung von Herz-Kreislauf-Erkrankungen ein entscheidender Faktor. Umstellungen auf eine gesunde Kost dürften der menschlichen Gesundheit erheblich zugute kommen, schreibt die European Association of Preventive Cardiology in ihrem aktuellen Positionspapier. Eine gesündere Ernährung könnte ca. 11 Millionen Todesfälle pro Jahr verhindern, was einer Verringerung von bis zu 23,6 % entspricht. Kann weniger Zucker dazu beitragen? Inwieweit schadet er unserem Herzen? Erste Hinweise für einen Zusammenhang zwischen exzessiver Zuckerzufuhr, metabolischen Stoffwechselstörungen sowie Herzkrankheiten gab es bereits in den 1950er Jahren. Sie gerieten in Vergessenheit durch Studien, die die Aufmerksamkeit auf das Nahrungsfett lenkten. Der Vorwurf damals: Zu wenig wissenschaftliche Beweise, um diese Aussagen zu stützen. Inzwischen hat sich das Blatt gewendet. Jetzt steht wieder Zucker im Fokus – auch als Auslöser für Herzinfarkt und andere Herzerkrankungen.

Was sagen aktuelle Studien?

An der California Teacher's Study, einer seit 1995 andauernden Beobachtungsstudie, nehmen mehr als 130.000 Frauen teil, also richtig viele, was die Aussagekraft der Ergebnisse erhöht. Und so zeigte sich bei einer Sonderauswertung: Frauen mit dem höchsten Konsum an zuckersüßen Getränken waren jünger, häufiger Raucherinnen, übergewichtig und aßen weniger gesunde Lebensmittel. Diejenigen, die ein Glas eines zuckerhaltigen Getränks täglich oder mehr zu sich nahmen, hatten ein fast 20%ig höheres Risiko, eine kardiovaskuläre Erkrankung zu entwickeln. Als zuckerhaltige Getränke galten in dieser Studie Softdrinks, Tees und Fruchtsäfte mit zugesetztem Zucker. Säfte aus 100% Frucht zählten nicht dazu. Mit zugesetztem Zucker erwiesen sie sich allerdings als besonders ungünstig – sie erhöhten das Risiko sogar um 42%. Und wer laut der berühmten Framingham Heart Study täglich etwa den Inhalt einer Dose Limonade oder mehr konsumiert, handelt sich bereits nach 4 Jahren ein Cholesterinproblem ein. Ein beträchtliches, denn das Risiko für abnormale Blutfettwerte steigt danach um mehr als 50%. Die Wahrscheinlichkeit für einen zu niedrigen HDL-Spiegel, also des »guten« Cholesterins, verdoppelt sich. Vasanti Malik und Frank Hu, zwei amerikanische Forscher, die sich seit Jahren intensiv mit dem Thema Zucker beschäftigen, bestätigen diese Ergebnisse. Sie kamen in einem Review zu dem Schluss, dass es eine starke Evidenz dafür gibt, dass Süßgetränke und das Risiko für koronare Herzkrankheiten ursächlich zusammenhängen.

Eine Million weniger Herzinfarkte

Aus Beobachtungsstudien lassen sich bekanntlich nur Hinweise ableiten. Sie ernst zu nehmen, könnte jedoch existenziell sein. Unter Annahme eines kausalen Zusammenhangs errechnete Vasanti Malik mit chinesischen Kollegen anhand von Daten aus einem systematischen Review für die USA: Allein eine Million Ereignisse wie Herzinfarkt etc. lassen sich auf Süßgetränke zurückführen – eine Million von 10,8 Millionen, die für 2015 bis 2025 vorhergesagt wurden. Eine Million weniger Herzinfarkte oder Schlaganfälle – allein durch so eine einfache Maßnahme wie Weglassen von Süßgetränken – das könnte viel Leid verhindern.

Blick in den Brustkorb

Was ein zu hoher Zuckerkonsum über Jahre hinweg anrichten kann, zeigten auch Wissenschaftler der Universität der Minnesota School of Public Health – allerdings mit einer anderen Methode. Sie schauten sich die Daten von 3070 jungen Erwachsenen an, die im Rahmen von CARDIA, einer noch andauernden amerikanischen Studie, innerhalb von 20 Jahren gesammelt wurden. Dabei verglichen sie den Zuckerkonsum aus Getränken und Lebensmitteln mit den Aufnahmen der Teilnehmer, deren Brust- und Bauchraum 25 Jahre nach Studienbeginn mittels Computertomografie gescannt wurden. Resultat: Die jahrzehntelange Zuckeraufnahme hatte deutliche Spuren hinterlassen. Teilnehmer mit höherem Konsum an zuckergesüßten Getränken und Lebensmitteln hatten größere Fettdepots um das Herz herum und im Bauchraum eingelagert. Ungünstig deshalb, weil genau diese Fettdepots nicht nur – wie bereits ausgeführt – mit einem höheren Risiko für Typ-2-Diabetes, sondern auch für Herzerkrankungen verknüpft sind.

Glukose: kein Unschuldslamm

Auch in der Atherosklerose-Forschung gibt es Trends. Einer davon betrifft Apolipoprotein CIII, kurz ApoCIII. Das ist ein Eiweiß mit einem Kohlenhydratanhängsel, das die Leber produziert. Es dient Fetten im Blut als Fährschiff, andernfalls würden diese als Nichtschwimmer darin prompt untergehen. ApoCIII ist in jüngster Zeit deshalb ins Blickfeld geraten, weil es sich als einer der Drahtzieher von Stoffwechselprozessen herausgestellt hat, die das Risiko für Herz-Kreislauf-Erkrankungen erhöhen. Dass Zucker dabei eine Rolle spielt, zeigten Studien. Doch ist es Fruktose, Glukose oder ein allgemeiner Effekt von Kohlenhydraten, der die Konzentrationen von ApoCIII im Blut erhöht? An der Hochburg der Zuckerforschung, der University of California, konnte eine Forschergruppe um Bettina Hieronimus unter Leitung der Professorin Kimber Stanhope diese Frage klären. In einer

Interventionsstudie konnte sie belegen, dass es vor allem die Fruktose ist, die das ApoCIII und damit nach einer Mahlzeit die Konzentration an neutralfett- beziehungsweise triglyzeridreichen Fettpartikeln im Blut ansteigen lässt. Und damit risikoerhöhend wirkt. In einer weiteren Studie konnten die Wissenschaftler außerdem widerlegen, dass Glukose ein unbeschriebenes Blatt ist: Fruktose für sich allein erhöht das Risiko für Herz-Kreislauf-Erkrankungen – kommt dann aber noch Glukose dazu, verstärkt sich dieser Effekt. Hieronimus et al. schlagen als Erklärungsmodell einen zweistufigen Mechanismus vor: Im ersten Schritt bewirkt Fruktose oder Fruktose in High-Fructose-Corn-Sirup einen Anstieg der neutralfettreichen Partikel (VLDL) und damit in der Folge einen Anstieg des kleinen, dichten, fiesen und besonders risikoreichen LDL-Cholesterins. Und trägt so zu Atherosklerose, Herzerkrankungen und Schlaganfall bei. Glukose verschärft das Ganze, indem sie das Entfernen der LDL-Partikel in der Leber verzögert. Ist also definitiv auch kein Engelchen.

Auf die Kohlenhydratqualität kommt es an

Wie sich gesundheitliche Risiken senken lassen, zeigt PREDIMED-Plus, eine sechsjährige randomisierte klinische Studie. In einer ersten Auswertung der Daten konnten die Wissenschaftler bereits zeigen, dass sich alle kardiovaskulären Risikoparameter unter mediterraner Kost deutlich bessern. Ein erfreuliches Ergebnis. In einer erneuten Datenanalyse untersuchten die spanischen Wissenschaftler jetzt die Bedeutung der Kohlenhydratqualität. Nach 12 Monaten zeigte die Nachuntersuchung: Die Mehrheit der Teilnehmer hatte die Kohlenhydratqualität verbessert, indem sie den Konsum von Obst, Gemüse, Hülsenfrüchten, Fisch und Nüssen erhöhten und gleichzeitig den Verzehr von raffiniertem Getreide, zugesetzten Zuckern und zuckerhaltigen Getränken verringerten. Auch wichtige Parameter änderten sich im Verlauf von 6 Monaten vorteilhaft, wie Gewicht, Taillenumfang, Blutdruck, Blutzuckerwerte und Neutralfettspiegel. Ebenso besserten sich das HDL-Cholesterin, also das gute Cholesterin, sowie das Verhältnis von Gesamt- zu HDL-Cholesterin. Fazit der 2020 veröffentlichten Studie: Auf die Qualität der Kohlenhydrate zu achten, verändert stark die Risikofaktoren für Herz-Kreislauf-Erkrankungen – zum Positiven! Dass es sich für Frauen dem Herz zuliebe lohnt, weniger Lebensmittel mit einem hohen glykämischen Index zu verzehren, zeigten bereits ältere Untersuchungen. Eine aktuelle Studie, an der sich knapp 138.000 Frauen und Männer aus 5 Kontinenten beteiligten und die insgesamt über 9 Jahre lief, bestätigte die Beobachtungen. Menschen, die viele Lebensmittel mit einem hohen Index auf dem Teller hatten, wiesen eine höhere Wahrscheinlichkeit für Herzinfarkt oder Schlaganfall auf.

Ursachen – und immer wieder unser Lebensstil

Bereits Ötzi, die 5300 Jahre alte Gletschermumie aus den Ötztaler Alpen, litt an Zivilisationskrankheiten. Der Mann aus dem Eis zeigte u. a. erste Anzeichen einer Herz-Kreislauf-Erkrankung. Er hatte hohe Cholesterinwerte und litt an Atherosklerose. Schuld daran war seine genetische Veranlagung und bestimmt nicht sein Lebensstil. Insgesamt kennt die internationale Forscherszene rund 60 Stellen in unserem Genom, die wahrscheinlich mit Erkrankungen des Herzens und seiner Gefäße in Verbindung stehen. Nichtsdestotrotz, entscheidend für unser Risiko sind unsere Ernährung und unsere Lebensweise, wie Experten immer wieder betonen.

Es gibt plausible Mechanismen und Forschungsergebnisse, die die Aussage stützen, dass zu viel Zucker die Entwicklung von Herz-Kreislauf-Erkrankungen direkt und indirekt fördert. Weitere groß angelegte Studien wären wünschenswert, um eine höhere Aussagekraft zu generieren. Zu den Charakteristika einer herzgesunden Ernährung gehört nach den European Guidelines on Cardiovascular Disease Prevention, gesüßte Getränke möglichst stark einzuschränken sowie die Mengen an raffiniertem Getreide, hochverarbeiteten Lebensmitteln und zugesetztem Zucker zu reduzieren, wie es im 2020 veröffentlichten Update heißt. Wer das Positionspapier liest, sieht aber: Zucker ist nur ein Aspekt. Wer sein Herz nachhaltig schützen will, nimmt am besten seine Lebensgewohnheiten ganzheitlich unter die Lupe – und hält es mit 10.000 Schritten täglich in Schwung! ——

Mikrobiom – das süße Leben im Darm

Überraschung! Wir sind nicht allein die großen Bestimmer. Denn offenbar nehmen auch die winzigen Mitbewohner in unserem Darm Einfluss auf unser Gehirn und unser Verhalten. Eine aufregende Entdeckung der Wissenschaft in den letzten Jahren. Hundert Billionen Mikroorganismen besiedeln unseren Darm, eine gigantische Zahl. Eingeteilt in verschiedene Bakterienarten bilden sie zusammen unser Mikrobiom, die wohl größte Wohngemeinschaft der Welt. Diese kommuniziert über die sogenannte Darm-Hirn-Achse mit unserem Gehirn – mithilfe diverser Stoffe, die die Bakterien produzieren, darunter Botenstoffe, kurzkettige Fettsäuren oder auch Stoffwechselprodukte der Aminosäure Tryptophan, die unser Verhalten beeinflussen. Je nachdem, welche Bakterien überwiegen, sprich das »Sagen« haben, fällt das »Gespräch« dementsprechend aus. Daher hört es sich plausibel an, dass ein Ungleichgewicht zwischen den Bakterienarten (die sog. mikrobielle Dysbiose) offenbar auch bei der Entstehung von Darmkrankheiten, Allergien, Übergewicht, Typ-2-Diabetes und nichtalkoholischer Fettleber mitmischt. Und vielleicht sogar neurodegenerative Erkrankungen wie Parkinson oder Alzheimer begünstigen oder auslösen kann.

Western Diet senkt Biodiversität

Einfluss auf unser Mikrobiom nehmen unsere Gene, Alter, Medikamente – und auch was wir essen. Leider ist unsere Kost nicht immer zum Besten unserer Mitbewohner, deren Zusammensetzung für jeden Menschen so individuell ist wie sein Fingerabdruck. In Studien konnte gezeigt werden, dass unsere typisch westliche fett- und kohlenhydrat- beziehungsweise zuckerreiche Ernährung mit viel zu wenig Ballaststoffen und hohem Anteil an industriell verarbeiteten Lebensmitteln die Bakterienvielfalt in unserem Darm mindert, insbesondere die nützlichen Bakterien werden weniger. Wissenschaftler sprechen in diesem Zusammenhang von der »Western Microbiota«. Zu viel Zucker gilt hier also als Teil des Problems.

Der Bakterienmix macht's

Es gibt bislang nur wenige Studien am Menschen, die sich exklusiv dem Zucker und seiner Beziehung zu unseren Darmbewohnern widmen. Eine erfreuliche Ausnahme ist die Malmö Offspring Study. Sie konnte dokumentieren, dass die Ballaststoffaufnahme bei den Teilnehmern mit hohem Zucker- und Süßgetränkekonsum geringer war – ungünstig, denn gerade Ballaststoffe aus Vollkorn und Gemüse sorgen ja für die gesunde Bakterienvielfalt im Darm. Alles in allem waren die Ergebnisse der festgestellten Beziehungen zwischen zugesetztem Zucker, mit Zucker oder mit Süßstoffen gesüßten Getränken und den Darmmikroben jedoch eher mäßig. Es zeigte sich eine positive Beziehung nur zwischen Getränken mit Zucker und dem Verhältnis bestimmter Bakterien zueinander, sprich von Firmicutes zu Bacteroides. In einigen Studien kristallisierte sich dieses als Indikator für Übergewicht heraus. Andere konnten diesen Zusammenhang nicht oder nur bei übergewichtigen Menschen bestätigen, die gleichzeitig ein metabolisches Syndrom, also z. B. schlechte Cholesterin- oder Blutzuckerwerte aufwiesen. Es gibt also beim Mikrobiom noch jede Menge Klärungsbedarf!

Darmbakterien lieben Obst

Was macht eine fruchtzuckerreiche Ernährung im Darm bei Gesunden? Ein Wissenschaftlerteam der Universität Hohenheim hat zur Klärung dieser noch weitgehend unerforschten Frage eine pfiffige Pilot-Interventionsstudie durchgeführt. Ihre Idee: Sie ließen Fruchtzucker aus Früchten quasi im Wettstreit gegen High-Fructose-Sirup antreten. Dazu befolgte ein Dutzend Frauen nacheinander an verschiedenen Tagen einen genau vorgegebenen Speiseplan: Zum Start enthielt er nur wenig Fruchtzucker (unter 10 g/Tag), dann reichlich Obst, sodass die Frauen auf beachtliche 100 g Fruchtzucker täglich kamen. Anschließend verspeisten sie wieder wenig Fruchtzucker, in der letzten Phase nahmen sie wiederholt 100 g Fruchtzucker auf, dieses Mal aber durch Anreicherung der Kost mit High-Fructose-Sirup. Das Resultat: Die »Obsttage« verschoben das Mikrobiom deutlich: Sie erhöhten nützliche Bakterien wie Faecalibacterium. Bei der mit Sirup angereicherten Kost war es genau anders herum – hier wurden die vorteilhaften Bakterien weniger. Gleichzeitig entwickelte sich unter der fruktosereichen Sirupkost ein Mikrobiomprofil, das die Blutfettwerte negativ beeinflussen kann.

Bleibt also festzuhalten: Obst fördert offenbar die Zusammensetzung des Mikrobioms positiv und wirkt gleichzeitig schädlichen Effekten einer exzessiven Fruktoseaufnahme entgegen. Die Forscher führen die vorteilhaften Wirkungen auf die gesundheitsförderlichen Ballaststoffe in Obst zurück, die auch in Gemüse und Vollkornprodukten stecken. Daher: Pflanzenbasiert essen, bei Gemüse gern noch einen Nachschlag nehmen. Und ein Apfel oder andere Früchte als Nachtisch sind eine prima Wahl!

Mausmodelle belegen Entzündungsdesaster

Um eine erste Antwort auf wichtige Forschungsfragen zu finden, verwenden Wissenschaftler gerne Mausmodelle. Die zeigen bei Nagetieren als Folge eines hohen Zuckerkonsums negative Veränderungen im Mikrobiom. Unter glukose- und fruktosereicher Kost änderte sich das Bakteriengleichgewicht. Das hatte erhebliche Folgen. Die Darmschleimhaut der Mäuse zeigte entzündliche Veränderungen, die Darmbarriere war nicht mehr so dicht, die Immunfunktion des Darms beeinträchtigt. Die Tiere entwickelten eine Fettleber – blieben aber normalgewichtig. Und bei genetischer Veranlagung für Kolitis, eine schwere entzündliche Darmerkrankung, bekamen Mäuse schwerere Symptome unter einer zuckerreichen Kost.

Nicht nur bei Mäusen, auch bei gesunden Menschen erhöht eine zuckerreiche Kost die Durchlässigkeit ihres Darms, so eine neuere Studie, die sich allerdings auf den Dünndarm konzentrierte. Alles eine Frage der Menge? Das zeigen die Mausstudien von Jang und so könnte auch eine chinesische Studie an Ratten interpretiert werden. Eine hohe Fruktoseaufnahme führte bei den Tieren zu den erwarteten multiplen Effekten, wie Veränderungen des Mikrobioms, verschlechterte Darmbarriere, erhöhte Spiegel an Harnsäure und entzündungsfördernden Botenstoffen, dazu Fettansammlungen in der Leber sowie entzündliche Veränderungen in der Bauchspeicheldrüse und im Dickdarm. Bekamen die Tiere dagegen geringe, sprich angemessene Fruktosemengen, blieben negative Effekte aus!

Gute Mikroben, schlechte Mikroben

Bisher war es schwierig, mögliche krank machende Mechanismen des Mikrobioms in anderen Studien zu wiederholen – vermutlich wegen der Komplexität unserer Ernährung, der Schwierigkeit, sie auf einer Skala zu messen und sie von anderen Lifestyle-Variablen und der individuellen Natur des Mikrobioms zu trennen. Dieser Herausforderung stellte sich ein Team aus 38 britischen, US-amerikanischen und italienischen Wissenschaftlern. Heraus kam eine sehr detailreiche Mikrobiomstudie.

Mithilfe einer speziellen Sequenzierungsmethode konnten die Forscher jedes Genschnipsel und damit jede Darmmikrobe in den Stuhlproben von 1098 Personen bestimmen, sogar bis dato unbekannte. Die Studienteilnehmer machten bereits bei der PREDICT-1-Studie, dem Personalized Responses to Dietary Composition Trial, mit. Daher konnten die Forscher gleichzeitig auf deren detaillierte Langzeitinformationen zur Ernährung sowie Hunderten von Blutmarkermessungen zur Herzgesundheit zugreifen, ein großer Vorteil. Denn so gelang es ihnen, eine Gruppe von 15 Darmmikroben aufzudecken, die mit geringeren Risiken – und 15 mit höheren Risiken – für häufige Krankheiten wie Diabetes und Herzerkrankungen assoziiert sind.

Gute Mikroben, schlechte Mikroben – die Wissenschaftler überraschte, dass sich anhand der Analyse so große, klare Gruppen von Mikroben abzeichneten: Eine höhere Aufnahme von gesunden pflanzlichen Lebensmitteln, wie z. B. Spinat, Samen, Tomaten oder Brokkoli, ließ sich buttersäureproduzierenden Darmbakterien zuordnen, also den guten. Weniger gesunde pflanzliche Lebensmittel, wie stark verarbeitetes Getreide, aber auch gesüßte Getränke sowie tierische Produkte korrespondierten mit eher ungünstigen Bakterienarten. Die guten Darmmikroben wiederum waren verknüpft mit günstigeren Gesundheitsmarkern, Prevotella copri und Blastocystis species etwa mit vorteilhaften Blutzuckerwerten nach einer Mahlzeit, andere mit niedrigeren Blutfettwerten oder Entzündungsmarkern. Und besonders interessant: Die Forscher konnten die Ergebnisse in anderen großen Studiengruppen reproduzieren. Auf Basis der neuen Daten lässt sich möglicherweise bald schon das Risiko für Krankheiten erkennen, bevor die Betroffenen Symptome haben, hoffen jetzt die Forscher.

Wieviel Zucker wir zu uns nehmen, hat Einfluss auf unsere Darmbewohner. Doch wie groß ist dieser? Ehrlich gesagt, wir wissen noch nicht viel darüber. Humanstudien exklusiv zu isolierten Effekten von Saccharose und Fruktose sind »very scarce«, sprich sehr selten, wie spanische Autoren in einem aktuellen Review bedauern. Und an den Mikrobiomstudien gibt es Kritik, da sich diese vor allem

auf Nagetiere beziehen. Auch sind längst nicht alle Wissenschaftler davon überzeugt, dass Ernährung unser Mikrobiom tatsächlich so profund verändert, wie überall zu lesen ist.
Was wir aber aus der großen Mikrobiom-Studie, immerhin eine Humanstudie, mitnehmen können: Eine Kost, bunt und vielfältig, mit überwiegend pflanzlichen, ballaststoffreichen Lebensmitteln, wie Vollkorngetreide und Gemüse – gerne auch fermentiert wie Sauerkraut, schmeckt unserem Darm und seinen Bewohnern. Sie sorgt zusammen mit ausreichend Flüssigkeit dafür, dass unsere Verdauung »flutscht«.
Und hier eine ganz neue Erkenntnis, die die Bedeutung der hilfreichen Faserstoffe noch unterstreicht: Manche Spezies in unserem Darm bauen Getreideballaststoffe zu Ferulasäure ab – und die wiederum kann uns dank ihrer antientzündlichen Eigenschaften vor zahlreichen Krankheiten schützen. ——

Depressionen und die Darm-Hirn-Achse

Depression ist eine Krankheit, die jeden treffen kann und leider sehr häufig ist. Tatsächlich erlebt einer von 4 Menschen mindestens eine depressive Episode im Verlauf seines Lebens. Nach heutigem Verständnis sind Depressionen eine komplexe, multifaktorielle Erkrankung, die durch ein ungünstiges, wechselseitiges Zusammentreffen sozialer, psychologischer und biologischer Aspekte ausgelöst wird. Ernährung könnte den depressionsauslösenden Prozess in zweifacher Hinsicht beeinflussen – durch den Konsum ungünstiger Lebensmittel oder mangelnde Zufuhr wichtiger Schlüsselnährstoffe wie Vitamin B_{12}. Diese Mechanismen zu entschlüsseln ist Gegenstand eines neu etablierten Forschungszweigs, der Ernährungspsychiatrie. Ihr Ziel ist, innovative, wissenschaftlich abgesicherte Strategien zur Therapie und Prävention psychischer Störungen zu entwickeln. Führend ist hier z. B. das Food & Mood Center, ein multidisziplinäres Forschungszentrum an der australischen Deakin-Universität.

Große Mengen Zucker sind anscheinend auch bei Depressionen ein Risiko. Verschiedene große Beobachtungsstudien liefern jedenfalls erste Hinweise hierzu. Laut Women's Health Initiative Observational Study war das Risiko für eine klinische Depression bei Frauen, deren durchschnittlicher Konsum an zugesetztem Zucker ca. 80 g täglich betrug, um 23 % höher im Vergleich zu denen, die nur ca. 18 g täglich zu sich nahmen. Etliche Studien kamen zu ähnlichen Ergebnissen, zwei Studien zeigten keinen Zusammenhang, allerdings unterschieden diese nicht, ob die Zucker zugesetzt waren oder nicht. Weitere Untersuchungen sind wünschenswert, denn besonders das Trio Stress, Entzündungen und Darmgesundheit könnte bei der Entstehung und Fortdauer von Depressionen eine zentrale Rolle spielen.

Chronischer Stress

Zwei großen Meta-Analysen zufolge sind erhöhte chronische Stresslevel kennzeichnend für Depressionen. Gut zu wissen: Medikamente und kognitive Verhaltenstherapie normalisieren sie. Ob Zucker chronischen Stress im Stoffwechsel erhöht, ist Thema mehrerer Studien. Bei Ratten führte Futter mit viel Fruktose zu einer Erhöhung von Stressmarkern, während die Spiegel an Antioxidanzien sowie antioxidativ wirkenden Enzymen abnahmen. Und gesunde Erwachsene reagierten auf eine hohe Glukosezufuhr mit einer gesteigerten Stressantwort, sprich einer Zunahme aggressiver Verbindungen.

Schwelbrand Entzündungen

Autsch, der Rosendorn im Finger hat sich entzündet. Das Gewebe rötet sich, schwillt an und heilt schließlich ab, vorausgesetzt, der Stachel ist draußen. Eine systemische oder chronische Entzündung verläuft

Neue Therapie

Hoffnung macht die sogenannte Mikrobiomtransferbehandlung. Hierzu werden Bakterien aus dem Darm extrahiert und in Tabletten verpackt an Patienten verabreicht. Bisher eine gängige Therapie zur Behandlung der Darminfektion mit Clostridium difficile. Australische Forscher der Deakin-Universität testen sie jetzt erstmals bei Menschen mit mittelschweren bis schweren Depressionen. Die Ergebnisse der Moving-Mood-Studie werden mit Spannung erwartet.

anders. Sehr viel langsamer. Rauchen, Bauchfett und Stress können schleichend und unbemerkt chronische Entzündungsverläufe auslösen. In der Bauchspeicheldrüse führen sie dazu, dass das blutzuckersenkende Hormon Insulin nicht mehr so effektiv funktioniert. Auch bei Depressionen können offenbar solche Entzündungsprozesse vorliegen. Wissenschaftler wissen heute: Die schwelenden Entzündungen sind kein passiver Begleiter von zahlreichen chronischen Erkrankungen, sondern aktiv an ihrer Entstehung beteiligt. Das permanente Störfeuer in unserem Stoffwechsel macht zudem müde, stört den gesunden Schlaf, ändert den Appetit – alles Symptome, wie sie auch bei Depressionen typisch sind. Forscher nehmen an, dass zu viel Zucker Entzündungsprozesse befeuern kann, offenbar auch im Gehirn.

Auch im Mikrobiom rumort es

Mikrobiom und psychische Gesundheit sind miteinander verknüpft. Hierfür zeigen spannende neue Forschungsergebnisse laut australischem Food & Mood Center einen überzeugenden Zusammenhang. Wie bereits skizziert, kommunizieren unsere Darmbewohner mit unserem Gehirn und umgekehrt unser Gehirn mit unseren Darmbewohnern. Kommt es in der Darm-Hirn-Achse zu Störungen, kann sich dies auf unsere psychische Gesundheit auswirken – dies haben Forscher aus Tierstudien abgeleitet: Änderungen des Mikrobioms führte bei Nagetieren zu Änderungen im emotionalen Verhalten. Auffällig ist bei Menschen mit Depressionen, dass die Zusammensetzung ihres Mikrobioms erheblich verändert ist. Offensichtlich sind in ihrem Darm vermehrt Mikroben anzutreffen, die auch mit den stillen Entzündungen in Verbindung gebracht werden.

Die Vielfalt unserer Darmbewohner, Entzündungen und chronischer Stress sind Schlüsselfaktoren bei der Entstehung von Depressionen.
Es scheint plausibel, dass Ernährung unsere mentale Gesundheit beeinflusst. Wer allerdings denkt: Schokolade und Süßes weg, und alles wird gut – der verkennt, dass eine Depression eine ernsthafte Erkrankung ist, die dramatische Dimensionen annehmen kann. Rechtzeitige professionelle Hilfe ist daher äußerst wichtig. ——

Ausblick: Gut möglich, dass Depressionen – ergänzend zu den bisherigen Therapien – zukünftig standardmäßig auch mit Diät behandelt werden, vor allem, wenn gleichzeitig ein erhöhtes Körpergewicht und ein Entzündungsgeschehen vorliegen. Forschungen zeigen hier erste Ansätze. Studien zufolge kann ein gesundes Essmuster wie die traditionelle mediterrane Kost offenbar das Risiko mindern, an einer Depression zu erkranken. Laut der australischen SMILEs-Studie, einer randomisierten, kontrollierten Interventionsstudie, profitieren dabei diejenigen am meisten, die ihre Ernährung am stärksten verbessern. Die klassische Mittelmeerküche enthält bekanntermaßen wenig Zucker und schon gar nicht quietschsüße Softdrinks, dafür viel ballaststoffreiches Gemüse, Obst, Hülsenfrüchte, Nüsse, Fisch und kalt gepresstes Olivenöl. Damit liefert sie viele antientzündliche Pflanzenstoffe.

Alzheimer – wie vorbeugen?

Demenzerkrankungen rauben den Betroffenen ihre Erinnerungen und sind aus diesem Grund so gefürchtet. Die häufigste Form ist die Alzheimer-Krankheit. Charakteristisch dafür sind die Eiweißablagerungen, sogenannte Amyloidplaques, die sich im Gehirn der Patienten anhäufen. Weltweit versuchen Wissenschaftler herauszufinden, was ihre Bildung auslöst und befördert. Fündig wurden sie dabei im Dickdarm.

An der Bildung der Plaques ist das Mikrobiom beteiligt, das konnte bei Mäusen nachgewiesen werden. Möglicherweise nimmt das Unglück sogar im Darmtrakt seinen Anfang und verlagert sich von dort auf das Gehirn, wie eine aktuelle Studie, ebenfalls an Mäusen, nahelegt. Ein Ergebnis, das eine Perspektive zur Entwicklung neuer Strategien für die frühzeitige Diagnose und Prävention der Alzheimer-Krankheit eröffnet – vorausgesetzt, das Resultat aus dem Tiermodell findet sich auch beim Menschen.

Alzheimer-Patienten haben offensichtlich eine geringere Vielfalt an antientzündlich wirkenden Mikroben und dafür mehr entzündungsfördernde Bakterienstämme in ihrem Darm. Das gestörte Gleichgewicht im Darm könnte gleich zwei Barrieren beeinträchtigen, in Darm und Gehirn. Nimmt die Blut-Hirn-Schranke Schaden – normalerweise für unerwünschte Stoffe, Bakterien und Viren ein unüberwindbares Bollwerk –, kann dies die Kommunikation zwischen Gehirn und Mikrobiom in beiden Richtungen nachhaltig stören. In Tierstudien konnte bereits gezeigt werden, dass bestimmte Darmbewohner und ihre Stoffwechselprodukte eine kausale Rolle bei der Alzheimer-Erkrankung spielen, indem sie die Durchlässigkeit der Blut-Hirn-Schranke und die Amyloidspiegel modulieren. Ein Problem ist, dass die Gehirnveränderungen bereits viele Jahre einsetzen, bevor sich erste Symptome zeigen. Mit dem Healthy Brain Project wollen Forscher jetzt 10.000 gesunde Australier 5 Jahre begleiten und ihre Gehirngesundheit überwachen.

Macht Fruchtzucker unser Gehirn krank?

Auch bei Demenzerkrankungen steht unsere typisch westliche Kost im Verdacht, zu ihrer Entwicklung beizutragen. Der Einfluss von Fruktose auf unsere Gehirnfunktion ist bislang noch wenig untersucht. Interessant ist aber, dass Fruktosetransporter und Enzyme, die Fruchtzucker verwerten können, auch in den Gehirnzellen vorhanden sind. Diese Stoffwechseloption war ursprünglich dazu gedacht, das Überleben der Menschheit zu sichern, indem die Fruktose im Gehirn die Nahrungsaufnahme stimuliert und den Energie- und Sauerstoffbedarf senkt. Bei übermäßiger Aufnahme von Fruchtzucker allerdings wird dieser Stoffwechselweg übermäßig in Anspruch genommen. US-Forscher vermuten, dass diese Überaktivierung des Fruktose-Survival-Pfades im Gehirn ein treibender Faktor bei der Alzheimer-Krankheit ist. Die chronische Stimulation im Gehirn führt zu fortschreitend sinkendem Energieniveau und lokaler Entzündung im Gehirn. Eine Diabeteserkrankung, eine Kost mit hohem glykämischem Index, mit hohem Salzgehalt oder auch Alkohol sind weitere Risikofaktoren für diesen Prozess. Die Amyloidplaques, wie auch die typischen Eiweißknäuel in den betroffenen Nervenzellen sind Teil der Entzündungsreaktion, jedoch nicht die zentralen Faktoren, die die Krankheit antreiben.

Trotz größter Anstrengungen in der Forschung sind die Ursachen für Alzheimer immer noch ungeklärt. US-Wissenschaftler halten es für möglich, dass eine Überaktivierung des Fruktosestoffwechsels im Gehirn genau der Dominostein ist, der alle anderen zu Fall bringt,

sprich die Alzheimer-Krankheit initiiert. Ein aktiver Lebensstil, der die kognitiven Fähigkeiten fördert, sowie viel frische Kost, gute Öle und wenig Fertignahrungsmittel sprechen für eine mögliche Prophylaxe bei Alzheimer. Das zeigt eine groß angelegte Metastudie. ——

Au Backe!

Wer zu viel nascht und selten zur Zahnbürste greift, der riskiert Lochfraß in den Zähnen bis hin zum Zahnverlust. Karies ist eine akute oder chronische Erkrankung, ein Zerfall der harten Zahnsubstanz. Löcher im Zahn sind die Hauptursache für den Verlust der Zähne und Schmerzen in der Mundhöhle. Global betrachtet ist Karies die weitverbreitetste chronische Erkrankung des Menschen und betrifft etwa 2,3 Milliarden Erwachsene.

Und wie ist es um die Zähne hierzulande bestellt? Die letzte große aktuelle Studie zur Mundgesundheit der Deutschen von 2016 zeigt, dass sich die Zahngesundheit zunehmend verbessert und im internationalen Vergleich sogar eine Spitzenposition einnimmt. Die Zahl der kariesfreien Gebisse hat sich in den letzten 20 Jahren verdoppelt und Kinder mit niedrigem Sozialstatus haben wesentlich gesündere Zähne als noch vor 20 Jahren. Laut Barmer Zahnreport vom Mai 2020 sind die Zahlen jedoch nicht ganz so rosig. So lässt sich anhand der Patientendaten feststellen, dass jedes dritte zwölfjährige Kind in Zahnbehandlung ist. Auch wird bemängelt, dass viele Kleinkinder noch nie beim Zahnarzt waren. Laut einer Forsa-Umfrage vom Januar 2019 hatten bereits 71 % der Deutschen ein Loch im Zahn, jeder Vierte hat schon mindestens einen Zahn verloren.

Warum auch Steinzeitmenschen Karies hatten

Die Hauptfaktoren für die Entstehung von Karies sind das Zusammenwirken von kariesauslösenden Mikroorganismen, unzureichender Mundhygiene und häufigem Naschen zwischendurch. Es entsteht ein Zahnbelag, der auch als Plaque oder Biofilm bezeichnet wird.

Innerhalb des Belags sind die Bakterien gut geschützt, sodass sie sich sehr schnell vermehren. Die Hauptübeltäter heißen Mutans-Streptokokken und Laktobazillen. Diese sind die anführende Bakteriengattung für die Entstehung der Zahnkaries. Sie sind normalerweise völlig harmlos, sind jedoch mehr davon im Speichel vorhanden, richten sie Übles an. Die Bakterien nutzen den Zucker als eigene Nahrung und wandeln diesen zu Säuren um, die den Zahnschmelz angreifen und zerstören können. Frühzeitig erkannt, ist dieser Zerstörungsprozess noch umkehrbar. Zu Beginn zeigen sich weiße Flecken auf dem Zahn. Diese Flecken sind die Folgen einer Demineralisation oder Entkalkung des Zahnschmelzes. Jetzt heißt es, Gegenmaßnahmen zur Zahnhärtung oder Remineralisierung einzuleiten, sonst entsteht ein Loch, das stetig größer wird. Zahnbeläge, Zucker und Zeit gemeinsam sind die entscheidenden Voraussetzungen für die Entstehung von Karies.

Auch die Steinzeitmenschen hatten bereits Karies. In Marokko wurden 52 Skelette von fünfzehntausend Jahre alten Menschen gefunden. Da gab es noch keinen Ackerbau – also kein Getreide und schon gar keinen Zucker. Dennoch, nur 3 Gebisse zeigten keine Löcher. Schoko und Cola können es nicht gewesen sein, aber Eicheln, Hafer und Hülsenfrüchte, die im Winter gekocht und zerstampft wurden, sind im Verdacht. Ein Grund hierfür: Durch die Lagerung der Lebensmittel entsteht mehr Zucker. In einer Studie von Baumgartner und Wölber wurden 10 Probanden in die Steinzeit geschickt. Besser gesagt, sie sollten 4 Wochen lang unter den Bedingungen wie damals leben. Das Fernsehen war auch dabei. Zähne putzen war natürlich nicht möglich und siehe da, die Zähne hatten zwar nach den 4 Probewochen einen ordentlichen Belag, aber keinerlei Entzündungen des Zahnfleisches war zu erkennen. Die Autoren zogen daraus den Schluss, dass durch das Weglassen von Zucker und Weißmehl die Bakterien keine Chance hatten, etwas Schlimmes im Mund anzurichten.

Süßes Universum, schwarze Löcher

In hohem Maße ist die Entstehung von Karies ernährungsbedingt. »Zucker macht die Zähne kaputt!« – diesen Spruch haben wohl alle von uns verinnerlicht. Der Grad der Kariogenität von Nahrung ist abhängig vom Vorkommen vergärbarer Zucker, den Sacchariden. Sind noch Säuren dabei und bleibt alles lange im Mund, umso folgenreicher. Handelt es sich um klebrige Zucker wie aus Honig oder Sirup, dann haben Mikroorganismen leichtes Spiel. Diese Zucker sind für Bakterien ein gefundenes Fressen. Hingegen sind die Zucker in ihrer natürlichen Matrix aus Obst und Gemüse anders zu bewerten. Es braucht mehr Kauleistung, der Speichel fließt besser und sie sind schwieriger zu extrahieren. Im Gegenteil dazu wirken die aus Fruchtsäften frei verfügbaren Zucker stärker demineralisierend. Das Gleiche gilt für leicht verdauliche Stärke aus gekochten Nudeln, Reis oder Kartoffeln, die auch noch tüchtig am Zahn kleben bleiben. Vollkorn besteht aus »Mehrfachkohlenhydraten«, die Zeit zum Abbau benötigen und schlechter vergärbar sind. Ferner möchte das volle Korn gründlich gekaut sein, was sich wiederum günstig auf die Zähne und die Speichelaktivität auswirkt.

Die Bakterien der Plaque nutzen Zucker wie Haushaltszucker, Traubenzucker, Fruchtzucker und Milchzucker zur eigenen Energiegewinnung. Doch unser Haushaltszucker hat die größte Bedeutung bei der Kariesentstehung. Weißer, kristalliner Zucker wird am häufigsten vernascht und die Bakterien der Gattung Streptococcus mutans lieben ihn. Auch Stärkesnacks wie Chips und Cornflakes bereiten den Keimen einen optimalen Nährboden. Japanische Forscher entdeckten, dass Streptokokken Transportsysteme besitzen, die sich neben Ein-

und Zweifachzuckern Kohlenhydratmoleküle bis zu einer Größe von 6 Glukosemolekülen (Maltohexaose) einverleiben und zu Säuren verstoffwechseln können.

Also nicht die pathogenen Keime allein tragen die Schuld, sondern auch wir haben einen Anteil daran, je nachdem, wie wir sie anfüttern. Ein Summationseffekt ergibt sich aus der Kombination Säure und Süße – doppelt schlimm, denn die sauren Nahrungsbestandteile aus den Obstsäften führen zur dentalen Erosion oder besser gesagt zu einem säurebedingten Schmelzabbau. Zügiges Kauen und Schlucken schaffen Abhilfe, genauso wie der gleichzeitige Verzehr von Kalzium aus Käse oder Joghurt. Werden sehr häufig Nahrungsmittel verzehrt, die Zucker oder leicht verdauliche Kohlenhydrate enthalten, dann kann es ohne ausreichende Mundhygiene schnell zur Entstehung von Karies kommen. Klinische Untersuchungen zeigen, dass Kohlenhydrate systemisch Entzündungen fördern können. Ein sparsamer Umgang mit Zucker zeigt deutlich weniger Zahnfleischentzündungen im

Vergleich zu Probanden, die häufig nach Süßem greifen. Weniger Entzündungen in der Mundhöhle gehen auch signifikant mit einem geringeren Risiko an Zahnverlust einher. ——

Eltern achten nicht auf den Zuckerkonsum der Kinder

Der Weltverband der Zahnärzte bemängelt, dass viele Eltern nicht konsequent genug sind, wenn es um das Einschränken von Schleckereien geht. Eine Befragung von Eltern mit Kindern unter 18 Jahren erfolgte in den USA, Großbritannien, Argentinien, Frankreich, Schweden, Australien, den Philippinen, China, Marokko und Ägypten. Die britischen Eltern sind am unnachgiebigsten, mehr als die Hälfte der befragten Eltern gab an, strikt auf den Zuckerkonsum der Kinder zu achten. Danach folgte Schweden, Australien, China, Marokko, Frankreich, Ägypten. Die Argentinier waren mit 30 % am wenigsten konsequent. Auch sorgen die britischen Eltern am ehesten dafür, dass ihre Kinder mindestens einmal im Jahr beim Zahnarzt vorstellig sind.

Colakaries

Wir wissen es: Cola und Getränke können viel Zucker enthalten. Bezogen auf die Kariesentstehung sind Softdrinks besonders heimtückisch. Wenn wir sie schlückchenweise über den Tag verteilt trinken, sorgt das für häufigen Zahnkontakt. Hinzu kommt der Säuregehalt in den Drinks. Speziell die Phosphorsäure aus Cola sorgt mit einem sehr sauren pH-Wert bei jedem Schluck für eine Attacke auf den Zahnschmelz – da braucht es nicht einmal Bakterien – diese Säureattacken nennen Zahnärzte »Erosion«. Der pH-Wert von Phosphorsäure liegt bei 2,2. Bereits ab einem Wert von 5,5 beginnt sich der Zahnschmelz anzulösen. Auch die Säuren aus Zitrusfrüchten oder Obstsaft richten Schaden an der Zahnsubstanz an. Ähnlich wie beim Entkalken eines Wasserkochers lösen die Säuren die Kalziumionen aus der Zahnoberfläche heraus. Die Zahnsubstanz büßt Kalzium und Phosphat ein und wird mit dem Speichel direkt weggespült. Die beiden Mineralstoffe sind jedoch, genau wie im Knochen auch, unabdingbar für die Stabilität und Härte des Zahns.

Anders als bei der Karies, wo ungeliebte Säuren erst als Stoffwechselprodukt der im Mund lebenden Bakterien entstehen und danach den Zahn angreifen, schädigen die Säuren in Lebensmitteln den Zahn sofort.

Wer nicht ganz auf seine geliebte Cola verzichten möchte, der sollte ein Glas direkt in Verbindung mit einer Mahlzeit trinken. So bleibt dem basischen Speichel als Säureschützer mehr Zeit, den angegriffenen Zahnschmelz wieder zu besänftigen, bevor der nächste Schluck den pH-Wert weiter absinken lässt.

Putzmunter, Zahnpflege ist wichtig

Karius und Baktus, die beiden Zahnteufelchen aus dem norwegischen Kinderbuch haben wohl schon viel Gutes bewirkt. Das Buch erschien bereits 1949, wird bis heute aufgelegt und war in Deutschland bis in die 1990er Jahre das einzige Kinderbuch zum Thema »Zahnpflege«. Und die Zahnpflege scheint das A und O zum Schutz gegen faule Zähne zu sein. Dabei sind motorisierte Zahnbürsten von Vorteil. Laut einer Forsa-Umfrage zu Beginn des Jahres 2019 putzen 74 % der Deutschen im Durchschnitt zweimal täglich ihre Zähne. Frauen schrubben etwas fleißiger als die Männer. In einer Meta-Analyse des internationalen und amerikanischen Verbands für Dental-Forschung von 2019 wurde festgestellt, dass das Kauen von zuckerfreien Kaugummis, im Gegensatz zu den Antikauern, das Kariesgeschehen vermindern kann. Vor allem bei xylithaltigen Zahnpflegekaugummis gab es positive Ergebnisse.

Zucker, die vor Karies schützen

Raffinierter Zucker, Rohrzucker und Honig wirken sich nachteilig auf die Kariesentstehung aus. Honig und Trockenfrüchte sind wegen ihrer Klebrigkeit besonders ungünstig. Antikariogene Süßungsmittel sind der Zuckeraustauschstoff Xylit und die Süßstoffe Saccharin, Cyclamat, Acesulfam K und Aspartam. Polyphenole aus Obst und Gemüse sowie probiotische Bakterien aus ungesüßtem Joghurt oder sauer eingelegtem Gemüse sorgen für eine schlechte Anhaftung von Bakterien und wirken einer Plaquebildung entgegen. Über 3 Portionen Gemüse täglich freuen sich unsere Zähne ganz besonders.

Kleines Studien-Knowhow

Studien sorgen in den Ernährungswissenschaften oft für Chaos. Für jede Studie gibt es quasi eine Gegenstudie. Das sorgt für Verwirrung. Dafür verantwortlich: Ernährung ist nicht einfach, sondern im Gegenteil mit ihren tausenden Komponenten sehr komplex. Wissenschaftliche Forschung ist zudem ein Entwicklungsprozess, dabei sind Widersprüche unvermeidlich und ein wichtiger Teil des Prozesses. Dies gilt besonders für die vergleichsweise junge Ernährungswissenschaft. Dazu kommen diverse Studiendesigns, die alle ihre Vorteile, aber auch ihre Nachteile haben.

BEOBACHTUNGSSTUDIEN: In der Forschung sehr beliebt sind Beobachtungsstudien. Dazu werden z.B. Ernährungsprotokolle ausgewertet um zu sehen, ob Menschen mit hohem Konsum an Softdrinks Übergewicht entwickeln. Ernährungsprotokolle sind dabei die größten Fehlerquellen. Teilnehmer unterschätzen oft ihren Konsum oder sind nicht immer ehrlich mit ihrem Schokoladenverzehr. Mit Falschangaben, absichtlich oder unbeabsichtigt, ist also zu rechnen. So können bei der Auswertung nicht erklärbare Zusammenhänge auftreten. Ein Vorteil dieser Studienart ist: Nehmen viele über einen längeren Zeitraum an der Studie teil, lässt sich eher ein Effekt erkennen und die Statistik ist belastbarer. Ein Nachteil: Beobachtungsstudien zeigen nur Zusammenhänge auf, das heißt, sie liefern keine Belege.

INTERVENTIONSSTUDIEN: Im Gegensatz zu Interventionsstudien. Für diese wird in der Regel viel Aufwand betrieben: Die Teilnehmer werden meist nach dem Zufallsprinzip ausgewählt, sprich randomisiert. Es gibt mindestens 2 Teilnehmergruppen, eine erhält die Maßnahme, die sogenannte Intervention, eine nur ein Plazebo und dient damit als Kontrollgruppe. Interventionsstudien sind meist aussagekräftiger und gelten in der Wissenschaft als »Goldstandard«. Der begrenzte Studienzeitraum ist ein Nachteil. Als Beispiel: 30.000 per Zufall ausgewählte Studienteilnehmer können nicht 25 Jahre lang strikt zuckerfrei leben.

Studie allein noch kein Beweis

Macht Zucker dick? Um sich ein Bild von einer bestimmten wissenschaftlichen Fragestellung zu machen, reicht es nicht aus, selektiv einzelne Studien herauszugreifen. Es braucht viele Daten, idealerweise aus verschiedenen Bevölkerungsgruppen und über längere Zeiträume. Eine Zusammenfassung zahlreicher Studien nennt sich Metaanalyse oder Review. Big Data, zusammengetragen aus mehreren Reviews, sind die neuen Tools der Wissenschaft: die sogenannten Umbrella-Reviews.

Schulnoten für Studien

Und dann ist da noch die Sache mit der Evidenz. Unter Evidenz verstehen Wissenschaftler die nachgewiesene Wirksamkeit eines Zusammenhangs oder auch den nachgewiesenen Nutzen einer Maßnahme, z.B. den Erfolg einer zuckerarmen Diät. Zur Bewertung der Studien vergeben Wissenschaftler Beweisgrade, ähnlich Noten in der Schule. Beweisgrad »überzeugend« bedeutet höchste Beweiskraft. Dahinter folgen »wahrscheinlich«, »möglicherweise« und »unwahrscheinlich« – Letzteres steht ganz unten auf der Skala und bedeutet geringe Beweiskraft.

In Interventionsstudien bestimmen die Wissenschaftler die Forschungsbedingungen, den Ablauf und den zeitlichen Rahmen, in der Regel nur Tage oder Wochen – im Gegensatz zu Beobachtungsstudien, die meist über mehrere Monate oder sogar Jahre laufen. Deshalb ist es generell sehr wichtig, sich die Ergebnisse aus möglichst vielen Beobachtungs- und Interventionsstudien anzuschauen und zu vergleichen.

Das alles beeinflusst die Studienergebnisse

- Oftmals werden nur Bestandteile aus Nahrungsmitteln untersucht. Die Effekte eines Nahrungsbestandteils sind nicht identisch mit dem Effekt des gesamten intakten Nahrungsmittels (z.B. Extrakte aus Früchten, ganze Früchte).
- Wirtschaftliches Interesse – wer finanziert die Studie? Die Pharmaindustrie oder die Lebensmittelindustrie? Dahinter stecken Interessen.
- Im Tierversuch getestet – und somit nicht automatisch abbildbar auf den Menschen und oft »überdosiert«. In hunderten Studien erhal-

ten Tiere so viel Zucker, dass dies umgerechnet mehr als 1 kg für einen Menschen wäre. Tierstudien sind zudem kontrollierbar: Wie viel essen die Tiere, wie bewegen sie sich? Was in den Tieren passiert, muss nicht auch so in den Menschen passieren.

- Nur ein einziges Produkt wird getestet – z. B. Softdrinks – das sagt aber nichts über den sonst gesamten Zuckerkonsum aus.
- Wo wurde die Studie durchgeführt? Beispiel: Groß angelegte Studien mit amerikanischen Bürgern (dort gibt es andere Essmuster, andere Regularien als in der EU, andere Lebensmittel – z. B. den fruktosereichen Maissirup HFCS) – sind diese vergleichbar und übertragbar auf Deutschland?

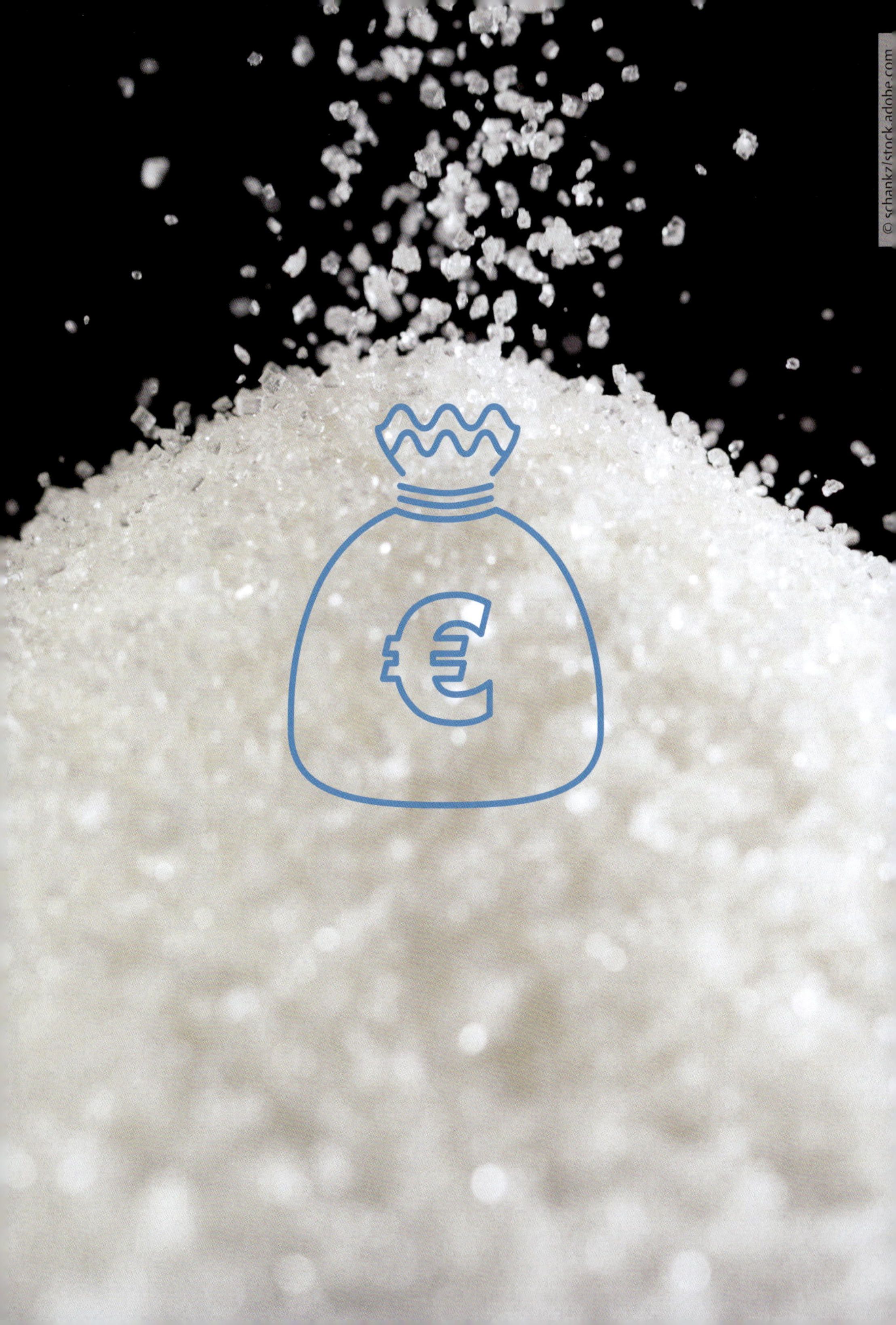

ZWEITER TEIL

Zucker in Wirtschaft und Politik

Mit Zuckerbrot und Peitsche

Süßwaren und Limonaden bescheren der Lebensmittelindustrie gute Profite. Allein die deutsche Süßwarenindustrie hat einen Jahresumsatz von rund 14 Milliarden Euro. Im Fokus der Zielgruppenansprache stehen vor allem Kinder und Jugendliche. Bunt sehen die Kinderlebensmittel aus, sie sind in besonderen Packungsgrößen zu haben und mit Elfen oder Dinosauriern bedruckt. Das macht Kinder neugierig, sie lieben Süßes und Buntes. Und Geschenke wie Sticker oder Sammelfiguren erhöhen die Attraktivität. Finden sich dann noch Versprechen wie »mit natürlicher Süße« oder »einer Extraportion Honig« auf der Packung, sind auch die Eltern überzeugt.

Auffällig ist, dass besonders die ungesunden Produkte stark beworben werden. Die Pastinake ist eben nicht so sexy wie ein chromatisch pinkgoldener Keks mit quietschgrüner Füllung – die Lady-Gaga-Oreo-limited-Edition.

Hohe Werbeausgaben sind für die Unternehmen lohnenswert. Allein CocaCola und PepsiCo dominieren den internationalen Markt für alkoholfreie Getränke in großem Stil. Die beiden Getränkehersteller konzentrieren über ein Drittel des weltweiten Umsatzes mit Erfrischungsgetränken auf sich – ein dreistelliger Milliardenbetrag. Dies ermöglicht hohe Werbeetats. In Deutschland waren das bei CocaCola 180 Millionen Euro im Jahr 2019 für Werbung in Fernsehprogrammen zur Hauptsendezeit, Marketing in sozialen Medien und für mobiles Marketing.

Politisch verordnete Werbeverbote

Im August 2020 hat die britische Regierung ein umfassendes Werbeverbot für stark kalorienhaltige Lebensmittel (HFSS High in Fat, Salt or Sugar) beschlossen. Es ist Teil einer neuen Gesundheitsstrategie im Kampf gegen Übergewicht. Demnach dürfen vor 21 Uhr künftig weder im Fernsehen noch im Internet Werbeclips für Junkfood gesendet werden. Ob die Werbung auf allen britischen Onlineseiten verboten sein soll, darüber wird noch debattiert. Die Grünenfraktion im Deutschen Bundestag fordert vergleichbare Maßnahmen für Deutschland und betont, es gibt dringenden Handlungsbedarf.

Gerade Kinder und Jugendliche sind sehr empfänglich für Werbung. Bereits schon länger darf es in England keine »Quengelware« im Kassenbereich der Supermärkte geben. Heftig wehrt sich der Bundesverband der Deutschen Süßwarenindustrie BDSI gegen Werbeverbote und argumentiert: Werbung spielt in einem fairen und lauteren Wettbewerb in der freien Marktwirtschaft eine essenzielle Rolle und ist nicht wegzudenken – außerdem würde das Weglassen der Werbung niemanden schlanker machen – Dicksein habe andere Gründe. Der BDSI meint weiter, die Schulen könnten mehr tun. Hier sollte gezielt die Medienkompetenz vermittelt und die Bedeutung von Werbung klar gemacht werden. Und kochen lernen sollten die Schüler.

Im § 6 des Jugendmedienschutz-Staatsvertrages (JMStV) heißt es bislang noch nicht konkret, dass Werbung im Fernsehen und Internet verboten ist. Dort steht, dass die Anbieter künftig geeignete Maßnahmen ergreifen müssen, um die Wirkung von Werbung bezüglich Nahrungsmitteln, die »im Rahmen der Gesamternährung nicht empfohlenen« Substanzen wie Zucker und Fett enthalten, auf Kinder »wirkungsvoll« zu verringern.

Produkte sind oft mit Emotionen und sozialen Aspekten verknüpft. Das hat meist wenig mit der tatsächlichen Qualität der Lebensmittel zu tun. Im Vordergrund des Marketings stehen Lebensmittel mit ungünstigen Nährwertprofilen. Vor allem ist es die Zahl an wachsenden sozialen Medien, die gerade die jungen Menschen in ihren Entscheidungen beeinflussen.

Der Zentralverband der Werbewirtschaft zeigt sich inzwischen einsichtig. Die Kinderlebensmittelwerbung sollte strengere Vorgaben erhalten und nicht mehr mit vermeintlich gesunden Aspekten von Dickmachern werben. Die Branche reagiert damit auf die massive Kritik von Verbraucherschutzorganisationen, Ärzteverbänden und der Politik. Sie hebt die Altersgrenze für die strengeren Regeln von 12 auf 14 Jahren an. Formulierungen wie »Zusatz von wertvollen Vitaminen und Mineralstoffen« oder »hoher Vollkornanteil« dürfen in der Kinderwerbung nicht mehr verwendet werden. foodwatch hält die Selbstverpflichtungen des Werbekodex für unzureichend, schließlich handelt es sich nicht wirklich um eine staatliche Regulierung, sondern um von der Industrie selbst entwickelte Empfehlungen, die weiterhin gänzlich unverbindlich sind. Dazu noch vage formuliert und nicht in Ansätzen den von der WHO geforderten Empfehlungen entsprechend.

Ähnlich äußern sich auch Pädagogen. So berichtet eine Erzieherin aus ihrem Alltag: »Ich arbeite in einer PlusKita, das nannte man früher einen sozialen Brennpunkt. Hier gibt es sehr viele Familien, die Kakao, Milchschnitte und Co. aufgrund der Werbung für gesund halten. Es reicht bereits die Bezeichnung Kinderkekse. Obwohl wir sehr viel zum Thema gesunde Ernährung mit den Eltern und Kindern machen, erreichen wir kaum etwas. Für Kinder dieser Eltern wären verschärfte Werbemaßnahmen sehr wichtig.«

Übrigens: Bei Kinderlebensmitteln beziehen sich die Nährwertangaben in Prozent auf den täglichen Energiebedarf von Erwachsenen mit pauschal 2000 Kilokalorien. Ein Blick auf die Nährwertkennzeichnung kann helfen, besonders bei »fettfrei«- oder »zuckerarm«-Werbung, wie es bei »Light«-Produkten üblich ist. Ein Joghurt mit 30% weniger Zucker kann beispielsweise immer noch einen hohen Zuckeranteil haben. Außerdem bedeutet weniger Zucker oft mehr Fett oder umgekehrt.

Kinder in Deutschland sehen pro Tag in Internet und TV durchschnittlich 15 Werbespots für ungesunde Lebensmittel. Untersucht hat das die Uni Hamburg im Auftrag der DANK – Deutsche Allianz Nichtübertragbarer Krankheiten. Laut dieser Studie beziehen sich rund 92% der Lebensmittelwerbung auf Süßigkeiten oder Fast Food. Kinderärzte rebellieren, weil die Folgen tagtäglich in den Arztpraxen zu sehen sind. Die Organisation foodwatch kritisiert, dass mit den vielen Werbespots zahlreiche Bemühungen der Eltern, ihre Kinder für gesunde Ernährung zu begeistern, torpediert werden. Die Verbraucherschützer fordern ein vom Bund verordnetes Werbeverbot. Haribo und McDonald's beauftragen Internetstars, auf Tiktok und Instagram Werbung für ihre Produkte zu machen. Diese Form der Werbung hat hohe Reichweiten und erreicht von den Eltern unbemerkt die Handys der Kinder, moniert foodwatch. Mit ein Grund dafür, dass die Kleinen doppelt so viele Süßigkeiten essen wie empfohlen und halb so viel Obst und Gemüse wie nötig.

Schockfotos auf Schokolade?

Seit 2016 gibt es abschreckende Bilder und Warnhinweise auf Zigarettenpackungen in Deutschland. Diese sollten insbesondere Jugendliche dazu bringen, mit dem Rauchen aufzuhören oder gar nicht erst damit anzufangen. Was hat es gebracht? In einem Review wurden 32 Studien verschiedener Länder, die Warnhinweise und abschreckende Bilder auf den Zigarettenverpackungen nutzen, miteinander verglichen. Die Studien zeigten, dass bildliche Warnhinweise zwar die Wahrnehmungen bezüglich der Schwere der Erkrankungen positiv beeinflussen, nicht aber das Bewusstsein über die Wahrscheinlichkeit, an diesen selbst zu erkranken. Frei nach dem Motto: Sieht schlimm aus, aber mich betrifft es ja nicht. Es ist somit fraglich, ob das Abbild eines faulen Zahns auf dem Schokopudding Kinder vom Naschen abhält. Zumindest kam heraus, dass bildliche Warnhinweise effektiver sind als textliche.

Schockfotos sind eine Möglichkeit, könnte es mit einem generellen Verbot von Werbung bei den süßen Leckereien genauso gut funktionieren wie bei den Zigaretten? Tabakwerbung ist wirksam. Je öfter Menschen Tabakwerbung über Plakate und Zeitungen wahrnehmen oder Prominente im Fernsehen mit Zigaretten sehen, desto häufiger rauchen sie auch selbst. Bei den E-Zigaretten wurde das Gleiche beobachtet. Werbeverbot für Zigaretten wird durch die Bundesregierung weiter vorangetrieben. E-Zigaretten und weitere Tabakwaren dürfen auf Plakaten und im Kino nicht mehr zu sehen sein. Vollständig geregelt sein soll dies bis zum Jahr 2024.

Was wirklich verwundert ist, dass Alkoholwerbung erlaubt ist. Denn je öfter besonders Jugendliche Alkoholwerbung wahrnehmen, desto häufiger und mehr trinken sie. Und bei den Süßigkeiten ist es genauso.

Nicht jede Werbung ist erlaubt, wie das Beispiel von Dextro Energy zeigt. Der gut klingende Name hat nicht geholfen, denn Taubenzucker ist nun mal Zucker. Er darf nicht als gesund gelten. Diese Feststellung hat das höchste Gericht der EU bestätigt, die Zulassung dieser Werbung wurde verweigert. Der deutsche Hersteller von Dextro Energy darf nicht mit angeblichen gesundheitlichen Vorzügen seiner Produkte werben.

Bei aller Schönfärberei durch blumige Werbeslogans: Ein hoher Zuckerkonsum bleibt ein Risiko für Übergewicht und Zahnkaries. Ob die Werbung für Kinderlebensmittel eine Mitschuld daran hat,

das debattieren Hersteller und Gesundheitsexperten seit Jahren kontrovers und leider bisher mit sehr mäßigem Ergebnis. Diskutiert wird, ob die Auswirkungen einer Werbebeschränkung für Süßes möglicherweise größer sind als die aus steuerlichen Maßnahmen. Cleveres Lebensmittelmarketing und Werbung erreichen eine Vielzahl an Produkten und sind universeller als die bislang erhobenen Steuern auf nur eine begrenzte Produktpalette. ——

Was bringt eine Zuckersteuer?

Ein Drittel unserer Zuckeraufnahme resultiert aus dem Konsum gesüßter Getränke. Auch in anderen Ländern sind vor allem die Limonaden für einen hohen Zuckerkonsum verantwortlich. Deshalb starteten einige Ländern damit, die als Dickmacher in Verruf geratenen Übeltäter teurer zu machen. Was hat es gebracht?

Mexiko ist nach den USA das Land mit dem zweithöchsten Anteil an Übergewichtigen, deshalb gibt es dort eine Limosteuer bereits seit 2014. Nach 2 Jahren zeigte sich, dass der Verkauf um etwa 8 % gesunken ist. 2018 hat England mit der Sugar Tax von Limonaden begonnen. Mit erstaunlichem Ergebnis: Der Zuckergehalt in den britischen Softdrinks ist um 30 % gesunken, weil die Unternehmen in den geringeren Steuersatz für Limos mit weniger als 5 g Zucker pro 100 ml rutschen wollten. Der Konsum hat sich nahezu halbiert, stattdessen tranken die Briten viel mehr Wasser. Problem schon gelöst? Leider fehlen weitere Untersuchungen, ob sich das Verbraucherverhalten aufgrund der Steuererhöhung verändert und so zum Beispiel mehr Fruchtsäfte im Einkaufskorb landen. Genauso braucht es noch Daten zur Veränderung der Gesundheit durch die Steuermaßnahmen. Hierzu gibt es zu wenig Wirksamkeitsnachweise. Die WHO zählt allerdings die Besteuerung zu den wirkungsvollsten Maßnahmen gegen das weltweit steigende Übergewicht. Insgesamt erheben mehr als 45 Länder eine Sondersteuer auf übersüßte Produkte.

Die deutsche Politik will bisher nichts wissen von einer Naschabgabe. Dabei befürworten viele Bürger hierzulande sogar eine Steuer. Die Politik setzt eher auf die Freiwilligkeit der Industrie, den Zucker zu reduzieren, und zwar bis 2025. Es sollen die finanziell Schwachen nicht noch mehr bezahlen müssen. Das Ministerium für Landwirtschaft und Ernährung setzt auf die Vernunft der Menschen, weniger Zucker zu essen. Könnte für diese Haltung vielleicht ein Interessenskonflikt die Ursache sein? Denn dieses Ministerium unterstützt zusätzlich die Zuckerrüben-Bauern. Oder will der Staat seinen Bürgern keine Vorschriften machen? Aber den Gurt müssen wir doch auch anlegen, sonst wird's teuer. Oder liegt es daran, weil Zucker so billig zu haben ist? Eine Tonne kostet etwa 300 € an Rohstoff.

Ein Rechenbeispiel: Ein 150-g-Becher Fruchtjoghurt enthält 20 g Zucker und kostet 40 Cent. Wie hoch muss die Steuer dann sein, damit sie Wirkung zeigt? Und dann kommt es darauf an, wohin die Steuern fließen. In Mexiko wird z. B. die Trinkwasserversorgung an Schulen in ärmeren Gegenden verbessert und mildert auf diese Weise soziale Ungerechtigkeit. In Großbritannien fließt das Geld unter anderem in Schulsportprogramme. Alternativ ließen sich die Mehreinnahmen aus der Zuckersteuer für bessere Nutztierhaltung einsetzen. Denkbar wäre auch ein niedrigerer Steuersatz und damit eine Preisreduzierung bei Obst, Gemüse und Hülsenfrüchten, um diese gesundheitsförderlichen Lebensmittel attraktiver zu machen. Da gibt es sicher noch die ein oder andere gute Idee.

Chile setzt beispielsweise auf Warnhinweise, eine eingeschränkte Werbung und ein Verbot von Süßigkeiten an Schulen. Hier sind die Adipositasraten sehr hoch. Forscher haben analysiert, dass durch mehrschichtige Maßnahmen deutlich weniger konsumiert wurde. Im Vergleich zu Ländern mit nur der Steuererhöhung war dieser Maßnahmenmix effektiver.

Unsere Essumgebung trägt maßgeblich zur Wertschätzung unseres Essens bei. Könnte also die Umgestaltung von Bereichen der Gemeinschaftsverpflegung uns helfen, vernünftiger und nachhaltiger mit unserem Essen umzugehen? Bunte Servietten auf den Tischen reichen jedoch nicht. Forderungen von wissenschaftlichen Beratern zielen darauf ab, das Kantinenessen und die Pausenverpflegung von Kindern und Schülern deutlich zu verbessern.

Gewünscht sind frisch zubereitete Mahlzeiten mit hochwertigen Zutaten, gerne biozertifizierte Lebensmittel und angemessene Portionsgrößen dürfen es sein. Der Verkauf von Naschwerk an Schulen sollte aufhören. Darf oder soll die Regierung da eingreifen? Deutschland ist ein Land mit wenig Vorschriften und Regeln, was den Konsum von Lebensmitteln betrifft. Die Regierung zielt eher auf das Verständnis und die Vernunft des Einzelnen ab. Aber reicht das? Oder sind die Familien eher damit überfordert? Eine aktive staatliche Ernährungspolitik, wie könnte die aussehen? Bestimmt nicht einfach in unserem föderalistischen System, manches Land kocht sein eigenes Süppchen. Besonders im Umfeld Kita und Schule.

Noch braucht es weitere Daten für mehrgleisige Strategien und deren Auswirkungen. Außerdem ist zu bedenken, dass Maßnahmen nicht in jedem Setting und bei jeder Population gleich wirken. Eine Intervention kann in einem Land oder

einer spezifischen Bevölkerungsgruppe sehr gut funktionieren. In einem anderen Land oder einer anderen Bevölkerungsgruppe wirkt sie jedoch kaum oder gar nicht. Auch eine bessere Aufklärung tut Not. Eine Studie zur Ernährungskompetenz zeigt, dass jeder zweite Deutsche sich kaum oder gar nicht mit ausgewogener Ernährung auskennt. Ernährungsaufklärung und -bildung könnten jedoch verhältnispräventive Maßnahmen fördern.

Mehr Evidenz ist nötig, um sagen zu können, dass die Besteuerung eine wirksame Methode zur Eindämmung des Zuckerkonsums überall gleichermaßen darstellt. Das internationale Netzwerk PEN (Policy Evaluation Network) hat es sich zur Aufgabe gemacht, europäische Maßnahmen wie Zuckerbesteuerungen oder Verbesserungen der Schulkantinen zu bewerten. Das Bundesministerium für Bildung hat mitinvestiert. Erste Ergebnisse werden 2022 erwartet. ——

Ist Verbot die Lösung?

Das Bundesministerium für Ernährung meint »ja«. Und hat direkt mit dem Schutz der Kleinsten angefangen. Auch das Ministerium ist der Ansicht, die ersten 1000 Tage sind für die Entwicklung eines Kindes entscheidend. Deshalb muss der Zucker aus Kräuter- und Früchtetees für Babys raus. Kein Zucker, kein Honig, kein Sirup mehr in Babyflaschen. Der Bundesrat hat im Mai 2020 diesem Verbot zugestimmt. Ein erster Schritt Richtung Zuckerreduktionsstrategie.

Viele Bundesbürger sind der Meinung, dass es politisch verordnete Zuckerverbote braucht. Die meisten sehen sich allerdings auch selbst in der Verantwortung.

Macht die Politik alles richtig?

Mit der »Nationalen Reduktions- und Innovationsstrategie für Zucker, Fette und Salz in Fertigprodukten« will das Bundesernährungsministerium alle gesund und schlank machen. Dabei setzt das Ministerium vor allem auf freiwillige Selbstverpflichtungen der Lebensmittelwirtschaft. Ärzte, Wissenschaftler und Fachgesellschaften fordern schon viele Jahre eine klare Positionierung der Politik. Die AOK bemängelt, dass viele Kinderlebensmittel nicht der WHO-Norm entsprechen und besonders die Frühstücksflocken wahre Zuckerbomben sind, hier liegen 99 % über dem Richtwert von 15 g Zucker pro 100 g Flocken. Die Krankenkasse fordert bessere Aufklärung, eine qualitätsgesicherte Schulernährung, Limosteuern, eine eindeutige Kennzeichnung der Nahrung und Werbeverbote. Einzelmaßnahmen wären wirkungslos und nicht zielführend. foodwatch nennt die Reduktionsstrategie eine Bankrotterklärung. Welcher Süßwarenhersteller würde schon freiwillig seine Produkte schlecht reden.

Schokolade ohne Zucker

Manche Hersteller sehen in der leidigen Zuckerdiskussion ihre Chancen. Weniger Zucker liegt im Trend. Etliche Produzenten erweisen sich hier als sehr erfinderisch. Für Wirbel sorgte beispielsweise das Produkt eines bekannten Schokoladenherstellers. Er hatte in einer Pressemitteilung behauptet, seine Schokolade darf aus rechtlichen Gründen nicht Schokolade heißen – weil sie keinen Zucker enthält. Und damit einen PR-Coup gelandet. Tatsächlich aber lässt die Schokoladenverordnung auch Zuckerarten zu, die nicht explizit ausgewiesen sind. Für den süßen Geschmack des neuen Produkts ist der zuckerhaltige Fruchtfleischsaft der Kakaofrucht verantwortlich. Ein bekannter Schweizer Schokoriese hatte keine Probleme, seine zuckerfreie Version Schokolade zu nennen.

Und weiter darf eine Limonade nicht Limonade heißen, wenn sie zu wenig Zucker enthält. So hat das Amt für Verbraucherschutz Bonn das Start-up Lemonaid angeschrieben, weil seine Biolimonade mit Maracuja nur 5,6 g Zucker enthält, und Limos laut Gesetzt mindestens 7 g Zucker pro 100 ml enthalten müssen. Na gut, im Zuge der Reduktionsstrategie des Bundesministeriums für Ernährung geht es um die kontinuierliche Verminderung von Zucker, Salz und Fett in unseren Lebensmitteln und es gibt einen »Leitsatzentwurf« über die Anpassung des Zuckers in Limonaden.

In Irland musste der oberste Gerichtshof über das Sandwichbrötchen einer bekannten Franchise-Kette urteilen. Es kam heraus, dass dieses Brot kein Brot ist. Denn der Zuckergehalt überstieg das Fünffache dessen, was gesetzlich erlaubt ist. Das Urteil hatte Folgen. Damit war das Zuckerbrot kein Grundnahrungsmittel mehr und infolgedessen nicht von der Mehrwertsteuer befreit, wie es das Unternehmen gerne gehabt hätte.

So viel Zucker in Sandwichbrötchen – das ist schon überraschend. Kommt dann noch eine süß-saure Sauce dazu, ist die Zuckerbombe perfekt. Zucker befindet sich offenkundig nicht nur in Süßigkeiten, Keks und Kuchen. In den Supermärkten gibt es eine Flut an Lebensmitteln mit Zucker, er findet sich in Tütensuppen, Saucen, Dressings und Wasabi-Nüssen. Kurzum, er steckt in fast allen hochverarbeiteten Lebensmitteln, bei denen wir ihn teilweise gar nicht bewusst wahrnehmen. ——

Verarbeitete Lebensmittel im Visier

Interessant und weltweit ziemlich einmalig: Brasilien hat den Verarbeitungsgrad von Lebensmitteln zur Grundlage seiner nationalen Verzehrempfehlungen erhoben. Basis dafür bildet ein pragmatischer Ansatz zur Einteilung der Lebensmittel, das sogenannte NOVA-System. Dieses geht auf ein brasilianisches Forscherteam zurück, das 2009 die nationalen Esstrends der letzten 25 Jahre analysierte und dabei zum Schluss kam, dass eine Ernährung mit hohem Anteil an hochverarbeiteten Produkten unausgewogen, gesundheitsschädlich oder beides ist. Die NOVA-Klassifikation ordnet Lebensmittel je nach Umfang und Zweck der Verarbeitung 4 Gruppen zu, von unverarbeitetem Obst und Gemüse bis zur hoch verarbeiteten Tütensuppe. Besonders im Visier: Zusatzstoffe und billige Grundsubstanzen, die den Geschmack verbessern und mit viel Werbeaufwand gewinnreich vermarktet werden. Die am stärksten verarbeiteten Produkte aus Stufe 4 gilt es zu meiden. Ecuador, Uruguay und Peru folgten dem brasilianischen Beispiel. Die französische Regierung will den Verbrauch dieser Produkte bis 2023 um 20 % senken.

Es wird diskutiert, dass hochverarbeitete Lebensmittel weniger sättigen, die Aufnahme an Energie durch Fett und Zucker erhöhen, ebenso die Menge an möglicherweise kritischen Zusatzstoffen und Schadstoffen. Im Gegenzug reduzieren sie die Aufnahme an Vitaminen, Mineralien, Ballaststoffen und wertvollen sekundären Pflanzenstoffen.

TIPP: Um Lebensmittel nach dem NOVA-System einzuordnen, können entsprechende Produkte mit der App Nutri Score Scan eingescannt werden. Es folgen Angaben zu Nährwerten und möglichen kritischen Inhaltsstoffen sowie dem Verarbeitungsgrad. Die App ist für Windows, Android und iOS erhältlich.

Experten empfehlen schon lange, weniger verarbeitete Lebensmittel zu verzehren. Die Fachgesellschaft für Ernährungstherapie und Prävention (FET) nennt zwei weitere Argumente, warum es prinzipiell sinnvoll und lohnend ist, hoch verarbeitete Lebensmittel einzuschränken: Wer selbst kocht, behält die Kontrolle über die Zutaten selbst und bewahrt sich den natürlichen Eigengeschmack der frischen Lebensmittel. ——

Zucker ist ein Alleskönner

Am leckersten ist Joghurt, wenn er richtig süß schmeckt. Schweizer Forscher von Agroscope haben das herausgefunden. Obwohl in einem Vorgespräch fast alle Probanden angaben, dass ihnen Joghurt allgemein zu süß wäre, kam die Studie zu einem überraschenden Ergebnis. Den Joghurt mit der höchsten Menge an Zucker fanden die Testpersonen am leckersten. Dieser Versuch zeigt, dass das Verringern von Zucker eine komplexe Reformulierung der Lebensmittel erfordert, damit es uns trotzdem noch schmeckt.

In der Praxis ist es alles andere als trivial, Zucker in den Rezepturen zu ersetzen. Ohne Zucker kann sich das Geschmacksprofil eines Produkts vollständig ändern. Darauf verwies ein Entwicklungsingenieur des Aromenherstellers Givaudan anlässlich einer Lebensmitteltagung. Ohne Zucker sind die Erdbeer- und Vanillenoten in einem Erdbeerjoghurt weniger wahrnehmbar. Ändert sich die Rezeptur eines Lebensmittels, kann das mitunter zur Folge haben, dass ein anderes Produkt entsteht. Für Unternehmen eine Herausforderung, denn das Produkt soll ja auch noch schmecken. Und der Verbraucher muss bereit sein, den geringeren Süßgeschmack zu akzeptieren.

Im Rahmen der nationalen »Reduktions- und Innovationsstrategie« plant die Bundesregierung, das Nährstoffprofil von Grundnahrungsmitteln und fertigen Produkten bis 2025 signifikant zu verbessern: weniger Zucker, Salz und schlechte Fette. Dennoch sollen diese Einsparungen keinen Einfluss haben auf Geschmack und Qualität, eine echte Herausforderung. Reformuliert wird z.B. durch den Einsatz

von Ballaststoffen und Aromastoffen bei Backwaren und Süßigkeiten. Das Bundesministerium für Ernährung unterstützt die derzeitige Entwicklung von kalorienfreien Zuckern mit guten lebensmitteltechnologischen Eigenschaften.
Die Basiserhebung der nationalen Reduktions- und Innovationsstrategie fand 2016 ihre Anfänge. Wie ist der heutige Stand? Was wurde erreicht?

- Knusper-Schoko-Cerealien für Kinder mit 17 % weniger Zucker
- knapp 18 % weniger Zucker in Quarkzubereitungen für Kinder
- rund 20 % weniger Zucker in Kinderjoghurts
- etwa 35 % weniger Zucker in regulären Erfrischungsgetränken für Kinder.
  Beispiel: 50 g Schokomüsli enthalten 12 g Zucker, ergo Einsparung von 2 g Zucker. Ein Erfolg? ——

Wer hat das Sagen?

Wer schreibt eigentlich vor, wie viele Zucker in die Lebensmittel reindürfen? Was auf Lebensmitteln wie gekennzeichnet sein muss, ist durch den Gesetzgeber festgelegt und gilt europaweit einheitlich. Die EU-Lebensmittel-Informationsverordnung (LMIV) regelt, welche Informationen sich beim Verkauf von Lebensmitteln auf dem Etikett finden müssen. Seit Dezember 2016 stehen auf allen verpackten Produkten die Nährwerttabellen. Hier zeigt sich gleich, wie viel Zucker pro 100 g im Lebensmittel enthalten ist. Schließlich ist der Hersteller über das Zutatenverzeichnis verpflichtet, die Inhaltsstoffe seiner verarbeiteten Lebensmittel transparent zu machen. Die EU-Parlamentarier wünschen sich in naher Zukunft eine Nährwertkennzeichnung auf der Vorderseite der Verpackungen, die den Verbrauchern den Übergang zu einer gesünderen Ernährung einfacher macht. Somit steht das Thema Nährwertprofil zur erneuten Diskussion. Hier sollen Grenzen gezogen werden, ab denen Gesundheitsversprechen nicht mehr gelten. Hat z. B. ein Lebensmittel einen sehr hohen Zucker- oder Fettgehalt, aber zusätzlich einen hohen Gehalt an zugesetztem Vitamin C, so darf es nicht den Anschein erwecken, dass dieses Produkt gesund ist. Bis zum Jahr 2022 sollen die EU-Kommissare Vorschläge machen.

Verschiedene Fachgesellschaften wie die Deutsche Adipositas Gesellschaft (DAG) und die Deutsche Gesellschaft für Ernährung (DGE) sprechen sich für eine Mengenbegrenzung an Zuckern in Lebensmitteln aus. Die maßgebliche Behörde ist die European Food Safety Authority (EFSA), diese arbeitet derzeit noch an einer Aktualisierung.

Einfache Kennzeichnung

Rend Platings ist Mutter einer Tochter und Engländerin. Als sie 2016 von einem Chefarzt hörte, dass sie zur ersten Elterngeneration gehören könnte, die ihre eigenen Kinder aufgrund von Fettleibigkeit überlebt, handelte sie. Sie gründete das Label »sugarwise«. Zuckerangaben auf Getränken und Lebensmitteln bewertet eine Zertifizierungsstelle. Das Logo darf nur dann auf das Lebensmittel, wenn nicht mehr als 5 g freier Zucker pro 100 g enthalten sind, bei Getränken sind es 2,5 g. Wissenschaftler der University of Cambridge waren an der Entwicklung beteiligt. Sie engagieren sich für Steuererleichterungen von zuckerarmen Lebensmitteln, um die wachsende Bedrohung durch Diabetes und Adipositas zu bekämpfen. Eine einfache Kennzeichnung, die dem Konsumenten das Einkaufen erleichtert. Das wünschen sich Verbraucher.

Nutri-Score

Seit November 2020 gibt es in Deutschland den Nutri-Score. Diese fünfstufige Farb-Buchstaben-Kombination reicht von einem grünen A bis zum roten E und zeigt den Nährwert eines Lebensmittels an. Mit diesem Ampelsystem lassen sich die größten Fettfallen und Zuckerbomben ganz einfach erkennen und es soll helfen, eine bessere Ernährung umzusetzen. Je grüner, desto besser? Nicht ganz, es gibt keine Einzeldarstellung der Nährstoffe und Zusatzstoffe, diese sind weiterhin nur auf dem Zutatenverzeichnis zu finden. Somit sagt der Nutri-Score allein nichts darüber aus, ob dieses Fertiggericht gesund oder ungesund ist. Auf Produkten, die nur aus einer Zutat bestehen, ist der Nutri-Score nicht sinnvoll und auch nicht vorgesehen. Da würden Nüsse aufgrund ihres Fettgehaltes direkt durchfallen. Es gäbe somit Ernährungsgewinner und Ernährungsverlierer, obwohl die Nüsse Gewinner sein sollten. Auch eine Cola-Light schneidet besser ab als die Biovariante. Ein Label wie der Nutri-Score eignet sich, um komplex zusammengesetzte und stark verarbeitete Lebensmittel miteinander zu vergleichen. Dennoch wirkt der Nutri-Score, wenn er flächendeckend verpflichtend eingeführt wird. Er senkt die Gesamtkalorienaufnahme um 9 % und die Zahl an Todesfällen aufgrund von Herz-Kreislauf-Erkrankungen und Krebs um 3,4 %. Das berechneten Wissenschaftler für Frankreich.

Die Zögerlichkeit der Politik, ein einfaches und transparentes Lebensmitteletikett auf der Vorderseite der Packungen einzuführen, stößt auf Unverständnis. So haben 269 einzelne europäische Wissenschaftler und 21 Expertenverbände einen Aufruf unterzeichnet, in dem sie die Europäische Kommission auffordern, den Nutri-Score verbindlich europaweit vorzuschreiben. Die Europäische Kommission hat zwar die Verabschiedung eines obligatorischen Front-of-Pack-Nährwertkennzeichens für 2022 angekündigt. Doch seitdem laufen mächtige Lobbys dagegen Sturm, wie die Unterzeichner feststellen. Mit Behauptungen und Argumenten, die wissenschaftlich nicht belegbar sind.

Selbst die Erlaubnis der Bundesregierung, den Nutri-Score offiziell in Deutschland einzusetzen, bedeutet nicht, dass anschließend alle Produkte ein vereinfachtes Nährwertlogo auf der Vorderseite tragen werden. Die Verwendung bleibt den Herstellern bislang freigestellt. Nur die EU könnte aktuell eine verpflichtende Kennzeichnung vorschreiben. Heißt also, nicht alle Hersteller werden den Nutri-Score verwenden. Vor allem nicht, wenn ihre Produkte beim »Nutri-Scoring« schlecht abschneiden. Für Unternehmen kann der Nutri-Score jedoch auch ein Anreiz sein, die Qualität ihrer Produkte zu verbessern.

Bemerkenswert ist, dass immer mehr Unternehmen den Nutri-Score unterstützen. So hat sich Global-Player Nestlé mit Wissenschaftlern, Parlamentariern, Verbraucherorganisationen und weiteren Unternehmen wie Danone, Rewe, Lidl und Kaufland zusammengeschlossen und einen gemeinsamen Brief an die EU-Kommission gerichtet, in dem sie sich dafür aussprechen, das Label gesetzlich verpflichtend europaweit einzuführen.

Die Verbraucherzentralen bieten schon länger ein Ampelkärtchen für den Einkauf an. Hier sind alle fertigen Produkte mit einem Zuckergehalt unter 5 g grün, 5–22,5 g gelb und über 22,5 g pro 100 g Lebensmittel als rot gekennzeichnet. Die Ampelkärtchen sind nicht evaluiert, dennoch einfach und sinnvoll. Und ziemlich »sugarwise«.

Die Kennzeichnung in Ampelfarben könnte ein guter präventiver Anfang sein. Der Absatz von Softdrinks ging damit um 56 % zurück. Dies zeigte eine groß angelegte Übersichtsstudie des Cochrane

Instituts von 2019. Dazu wurden 58 Studien mit über einer Million Teilnehmern aus 14 verschiedenen Ländern ausgewertet und verglichen. Das Ziel war herauszufinden, ob sich der Konsum bei Softdrinks durch weitere Maßnahmen verringern lässt. Dabei erwiesen sich folgende Ansätze neben der einfachen Kennzeichnung als sehr vielversprechend: Preiserhöhungen, Verringerung des Angebots in Schulen und lokale Gesundheitskampagnen. Ganz schön wirkungsvoll: »Nudging« – bedeutet so viel wie Anreize setzen, z. B. durch die geschickte Platzierung gesunder Lebensmittel in Kantinen. Noch entscheidender wäre dies aber im Lebensmitteleinzelhandel.

Viele Wissenschaftler meinen, dass die Politik jetzt gefragt ist und in Deutschland ein großer Handlungsbedarf besteht. Der Wissenschaftliche Beirat für Ernährung und Landwirtschaft des Ministeriums empfiehlt: Notwendig ist der Aufbau eines neuen Politikfeldes für eine nachhaltige und verbesserte Ernährung als das »New Normal«. Deutschland sei im europäischen und globalen Vergleich ein absoluter Nachzügler und verlagere die Verantwortung zu stark auf den Verbraucher und die Hersteller. Viele Instrumente zur Verbesserung würden ungenutzt bleiben. Gefragt ist das Engagement nicht allein der Politik. Um die potenziellen Auswirkungen

voll auszuschöpfen, müssen möglichst viele Sektoren einbezogen werden. Die Lebensmittelindustrie, die Werbebranche, Verantwortliche für Schule und Entwicklung, Arbeitgeber, Restaurantbetreiber, Gesundheitsdienstleister und Einzelpersonen. Wir alle können etwas tun. ——

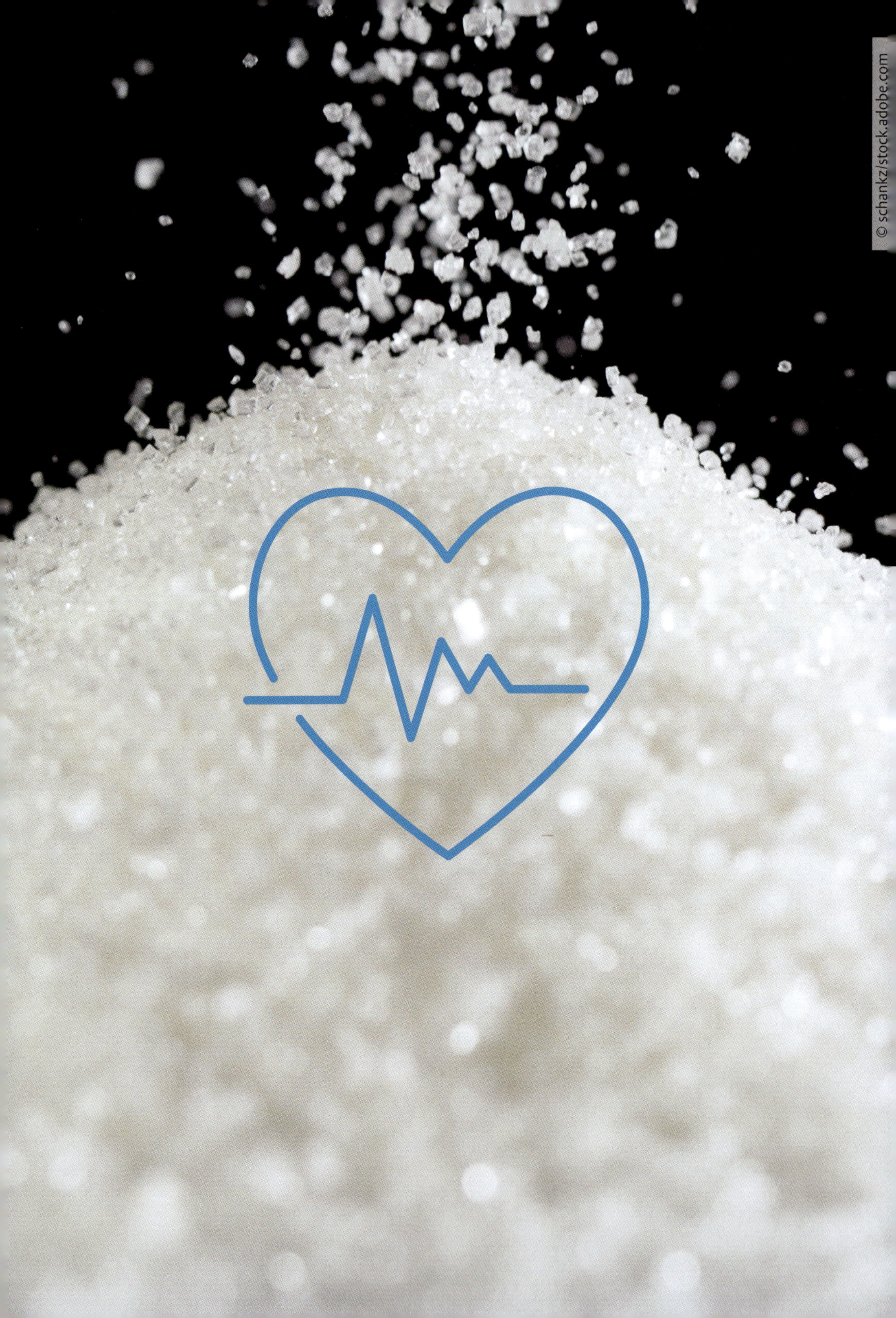

DRITTER TEIL

Zucker – und Ihr gesundes Leben

Zuckeralternativen von A bis Z

Ob Supermarkt, Reformhaus, Bioladen oder Drogerie – längst haben sich Zuckeralternativen wie Agavendicksaft, Kokosblütenzucker oder Reissirup einen Stammplatz in den Regalen erobert. Beflügelt haben ihren Siegeszug Strömungen wie Clean Eating, die unverarbeitete Lebensmittel favorisieren. Blogger und Werbung unterstützen den Trend zur natürlichen Süße. Die Werbung etwa preist sie als »Wellness-Süßungsmittel« und optimale Alternative zu Rüben- und Rohrzucker. Auch viele Verbraucher schreiben ihnen positive Eigenschaften zu: So halten laut einer Stichprobe 33 % der Befragten Ahornsirup für gesund, jeweils 15 % denken das von braunem Zucker und Rohrzucker. Unangefochten auf Platz 1 liegt Honig – mit 68 %. Doch bieten die natürlichen Alternativen tatsächlich gesundheitliche Vorteile? Wie unterscheiden sie sich von Haushaltszucker? Mit welchen Inhaltsstoffen punkten sie? Damit beschäftigt sich dieses Kapitel. Hier die Produktvarianten im Porträt – von A wie Agavensirup bis Z wie Zuckerrübensirup.

Agavendicksaft und -sirup

Einfach auf die Flasche drücken, und schon quillt eine zähflüssige Flüssigkeit heraus – ähnlich Honig in Quetschflaschen. Agavendicksaft und -sirup sind in der Regel wie das Bienenprodukt aufgemacht. Kein Zufall, denn der süße Import – in der Regel aus Mexiko – wird gerne als vegane Alternative zu Honig beworben. Den Rohstoff für die »milde Süße« liefert der Saft der Agave, einer exotischen Pflanze mit langen blaugrünen Blättern. Viele kennen sie als dekorative Zimmerpflanze, doch beheimatet ist sie in den tropischen wie auch trockenen Regionen Amerikas. Es gibt über 600 Agavenarten, und auch wenn sie stachelig aussehen, sie sind kein Kaktus, sondern ein Spargelgewächs. Bis Aguamiel, der milchige Agavensaft, zu Sirup wird, muss er mehrere Produktionsschritte durchlaufen, darunter mehrmaliges Erhitzen. Bei 80 Grad Celsius spalten die pflanzeneigenen Enzyme die Mehrfachzucker im Saft in Fruchtzucker auf. Danach folgen Filtern sowie kräftiges Eindicken bei ca. 90 Grad Celsius, bis ein dickflüssiger Sirup mit einem Wassergehalt von rund 25 % entsteht.

Agavensirup enthält sehr viel Fruchtzucker, mehr als normaler Haushaltszucker. Deshalb schmeckt er deutlich süßer. Die Menge an Fruchtzucker kann je nach verwendeter Agavenart variieren, sodass der Gehalt zwischen 55–90 % schwanken kann. Aus diesem Grund sind Agavenprodukte für Menschen mit Fruktosemalabsorption schlecht verträglich. Neben Fruchtzucker finden sich darin noch Traubenzucker, Saccharose sowie Inulin, ein nützlicher Ballaststoff. Das beliebte Süßungsmittel kann sogar noch mit einem weiteren Ballaststoff aufwarten, Agavin, ein Fruktan, das nur in der Agave vorkommt. In Laborversuchen beeinflusste Agavin genauso wie Inulin die Darmbakterien positiv.

Wie alle Dicksäfte und Sirupe weisen die Agavenprodukte mit rund 75 g Zucker pro 100 g einen sehr hohen Kohlenhydratgehalt auf. Dennoch ist der glykämische Index von Agavendicksaft mit 19 niedrig – in der Literatur ist teilweise sogar nur von 13 die Rede. Zum Vergleich: Haushaltszucker kommt auf 65, Honig auf 61. Hier ist gut zu wissen: Der niedrige glykämische Index des Agavensirups resultiert aus seinem hohen Fruchtzuckergehalt. Der glykämische Index ist also per se nicht generell ein positiver Wert. Im Energiegehalt – rund 300 Kilokalorien pro 100 g – ist Agavensirup mit dem Bienenprodukt vergleichbar. Wertvolle Mikronährstoffe sind nur in Spuren vorhanden, sodass Agavensirup keinen nennenswerten Beitrag zur Versorgung mit wertvollen Vitalstoffen bietet.

NACHHALTIGKEIT: Die hohe Nachfrage nach Agaven hat den Anbau in Monokulturen befördert. Kilometerweit reihen sich Agaven an Agaven – wie bei allen Monokulturen ist das nicht unproblematisch: Die Böden verarmen, weil ihnen immer dieselben Nährstoffe entzogen werden. Hinzu kommt: Das stundenlange Einkochen ist energieaufwendig, der Transport des beliebten Zuckerersatzes von Mexiko nach Europa produziert viel CO_2.

Steckbrief Agavendicksaft

Geschmack	je nach Farbe geschmacksneutral bis intensiv malzig-karamellig
Süßkraft	süßer als üblicher Haushaltszucker, etwa 125–150 g Haushaltszucker lassen sich durch 100 g Dicksaft austauschen
Kalorien	ca. 300 kcal/1255 kJ pro 100 g – weniger als Haushaltszucker
Zucker	hauptsächlich Fruchtzucker, aber auch Glukose und Saccharose
sonstige Bestandteile	Inulin; Agavin in Spuren: Kalium, Natrium sowie die Vitamine A, K und C
glykämischer Index	Angaben reichen von 13–40

Fruktane – Futter für die Darmbakterien

Fruktooligosaccharide und Inulin sind beides Fruktane. Dabei handelt es sich um Verbindungen, die nahezu vollständig aus Fruktose-Einheiten bestehen und zu den löslichen Ballaststoffen zählen. Im menschlichen Dünndarm fehlen die passenden Enzyme, um sie zu spalten, daher gelangen sie unverändert in tiefere Darmabschnitte und regen dort die Verdauung an. Sie fördern den Aufbau eines gesunden Mikrobioms.

FAZIT: Je nach Agavenart kann der exotische Sirup bis zu 90 % Fruchtzucker enthalten. Das ist eine Menge. Deshalb empfiehlt es sich, ihn in Maßen einzusetzen. Fruktane sind auch in Chicorée, Spargel, Artischocken oder Zwiebeln enthalten. Sie sind empfehlenswertere Quellen für die hilfreichen Ballaststoffe als Agavensirup.

Ahornsirup

Schon das Etikett verrät die Herkunft: Viele Flaschen Ahornsirup schmückt ein rotes Ahornblatt, das markante Symbol der kanadischen Nationalflagge und des berühmten »Indian Summers«, des Farbspektakels im Herbst, wenn das Laub der Ahornbäume in Nordamerika gelborange bis feurig rotorange leuchtet. Besonders die Provinz Quebec steht für den allgegenwärtigen Maple Syrup, der zu fast allem serviert wird, selbst zu Rührei. Zunehmend liefert auch China.

Den Rohstoff liefern Zuckerahornbäume, lateinisch Acer saccharum, Baumriesen von 30 bis 40 Metern. Zu seiner Gewinnung werden die Bäume des Zuckerahorns angezapft. Der perfekte Zeitpunkt dafür sind die Monate März und April, wenn der süße Saft in den Bäumen zirkuliert. 40 Liter Ahornsaft ergeben einen Liter Sirup. Ausschlaggebend für Farbe und Geschmack ist der Erntezeitpunkt: Am Anfang der etwa sechswöchigen Erntezeit enthält der Saft einen hohen Anteil an Saccharose. Am Ende der Saison steigt der Anteil an Fruktose und Glukose, gleichzeitig nimmt der Anteil an Begleitstoffen mit einem unerwünscht kräftigen Eigengeschmack zu, die Färbung des Saftes wird zunehmend dunkler.

Das Zuckerprofil des Ahornsirups variiert demnach je nach Erntezeitpunkt, doch Saccharose ist stets das wichtigste Kohlenhydrat. Dazu kommen geringe Mengen an Trauben- und Fruchtzucker – typischerweise zu gleichen Anteilen, sodass Ahornsirup ernährungsphysiologisch mit Haushaltszucker vergleichbar ist. Japanische Wissenschaftler entdeckten 2019 in Ahornsirup ein bis dato unbekanntes Oligosaccharid, das bei Verfütterung an Ratten deren Blutzucker senken konnte. Dazu passt, dass nicht nur der glykämische Index, sondern auch die glykämische Last (10) bei Ahornsirup niedrig ausfallen. Forscher konnten zudem aus Ahornsirup das Pflanzenhormon Abscisinsäure isolieren, das als antidiabetischer Stoff im Gespräch ist. Ob aber Ahornsirup für Menschen mit Diabetes besonders empfehlenswert ist, müssen weitere Untersuchungen erst noch belegen.

Auch die süße kanadische Spezialität enthält Verbindungen, die unserem Mikrobiom schmecken, dazu Kalium, Eisen, Zink, Magnesium und Mangan, doch die Mengen sind gering. Außerdem kann sie mit über 50 phenolischen Bestandteilen aufwarten, bedeutend sind hier v.a. die Lignane. Diese zählen zu den Phythoöstrogenen – das sind Substanzen mit potenziell krebsverhütender Wirkung. Allerdings fallen diese bei den üblichen Verzehrmengen mengenmäßig nicht groß ins Gewicht. Jeder Esslöffel Leinsamen bietet mehr Lignane. Und auch Getreide und Hülsenfrüchte sind gute Quellen für die gesundheitsförderlichen Stoffe.

Die Geschmacksnuancen des beliebten Sirups variieren: Die Aromenpalette umfasst Vanille, holzig, blumig, fruchtig, karamell bis krautig. Dabei gilt: Je heller der Sirup, umso feiner sind seine Qualität und sein Aroma.

Steckbrief Ahornsirup

Geschmack	mild süß bis intensiv
Süßkraft	geringer als Haushaltzucker, 100 g Haushaltszucker entsprechen 130–140 g Ahornsirup
Kalorien	ca. 260–345 kcal/1088–1443 kJ pro 100 g
Zucker	über 60 % Saccharose, Glukose und Fruchtzucker in kleinen Mengen
sonstige Bestandteile	Inulin, Mineralstoffe, B-Vitamine (v. a. Riboflavin), Aminosäuren, sekundäre Pflanzenstoffe
glykämischer Index	unterschiedliche Angaben je nach Quelle: 54 (65)

FAZIT: Eine natürliche Zuckeralternative, die ein paar sehr interessante Inhaltsstoffe aufweist. Unter dem Strich besteht Ahornsirup hauptsächlich aus Saccharose. Er wird um die halbe Welt transportiert, um hierzulande Pfannkuchen zu versüßen. Deshalb sollte er eher für besondere Genussmomente vorbehalten bleiben. Wegen seines komplexen Geschmackprofils genügen kleinere Mengen. Bei sparsamem Einsatz hilft das, Zucker und Kalorien zu reduzieren.

Dattelsirup

Dattelpalmen sind eine uralte Kulturpflanze aus Nahost. Die bis zu 25 Meter hohen Baumstämme mit den charakteristischen langen federartigen Blättern wachsen in den heißen Wüstenregionen. Ihre Früchte, die honigsüßen Datteln, galten bereits im alten Orient als wichtiger Süßmacher. Sie sind Hauptzutat für den Dattelsirup, dessen Herstellung im Wesentlichen in diesen Schritten abläuft: Die frisch geernteten, reifen Datteln werden entsteint, mit Wasser erhitzt, anschließend gepresst, filtriert und so lange gekocht, bis ein zähflüssiger Sirup entstanden ist.

In der Zutatenliste von Dattelsirup stehen in der Regel nur 2 Zutaten: Datteln (79 %) und Wasser. Hauptbestandteile der orientalischen Zuckeralternative sind – wenig überraschend – Zucker, hauptsächlich Glukose und Fruktose in etwa gleichen Anteilen sowie etwas Saccharose. Dazu kommen organische Säuren, vor allem Apfelsäure, Mineralstoffe wie Kalium, Magnesium, Kalzium und Eisen, außerdem Vitamin-A-Vorstufen sowie Cumar- und Vanillesäure, beides Substanzen mit hohem gesundheitsförderlichem Potenzial. Bananen, Kiwi, Apfel oder Erdbeeren bieten jedoch deutlich mehr davon. Gefriergetrocknete Erdbeeren enthalten pro Gramm ca. 11 µg Vanillesäure und 92 µg Cumarsäure – Dattelsirupextrakt kommt auf 300 µg Vanillesäure und 795 µg Cumarsäure – pro 100 g! Gemessen an den Verzehrmengen ist der Gehalt an den zellstressreduzierenden Stoffen in Dattelsirup somit nicht beeindruckend. Dementsprechend gilt: Wichtigster Inhaltsstoff ist auch in Dattelsirup Zucker – nach Angaben auf dem Etikett eines im Handel erhältlichen Produkts 76 g/100 g.

Neben Dattelsirup findet sich ein weiteres Dattelprodukt im Handel – Dattelsüße oder Dattelzucker. Er besteht zu 100 % aus getrockneten, fein vermahlenen Datteln und lässt sich als Topping und zum Backen verwenden. Nachteil: Dattelzucker löst sich nicht in Flüssigkeiten auf und eignet sich daher nicht zum Süßen von Getränken.

NACHHALTIGKEIT: Datteln sind anfällig für Schädlinge. Diese werden im Bio-Anbau klimaschonender bekämpft. Daher ist es sinnvoll, Produkte aus kontrolliert biologischem Anbau zu bevorzugen.

Steckbrief Dattelsirup

Geschmack	süß mit leicht fruchtiger Note
Süßkraft	minimal stärker als Haushaltszucker; ca. 80 g ersetzen 100 g
Kalorien	ca. 320 kcal/1338 kJ pro 100 g
Zucker	ca. 48 % Glukose, ca. 45 % Fruktose, ca. 6 % Saccharose
sonstige Bestandteile	geringe Mengen an Eiweiß und Ballaststoffen, organische Säuren, Mineralstoffe (Kalium, Magnesium, Kalzium, Eisen), Polyphenole und Carotinoide
glykämischer Index	35

FAZIT: Eine natürliche Zuckeralternative mit ausgeglichenem Anteil an Glukose und Fruktose. Dattelzucker enthält eine kleine Menge an Ballaststoffen. Das kann helfen, den Anstieg des Blutzuckers etwas zu verlangsamen. Damit steht er ein klein bisschen besser als Haushaltszucker da. Beim Sirup werden die Ballaststoffe beim Pressen leider weitgehend entfernt.

Fruchtdicksäfte

Für die konzentrierten Pflanzensäfte werden die Früchte – neben Äpfeln und Birnen u. a. auch Trauben – gepresst und der herauslaufende Saft in einer Vakuumanlage unter Druck eingedickt. So entsteht aus rund 7–10 Litern Fruchtsaft 1 Liter Dicksaft. Dabei karamellisiert ein Teil des fruchteigenen Zuckers. Nach dem Eindicken wird der Saft noch filtriert, aromatisiert, entsäuert, pasteurisiert oder sterilisiert. Nachteil: Durch die Hitzebehandlung geht ein Großteil der Vitamine sowie der Geschmacks- und Aromastoffe verloren.

Auch Fruchtdicksäfte enthalten hauptsächlich Zucker: im Wesentlichen Fruktose, Glukose und Saccharose, wobei der Fruktoseanteil relativ hoch sein kann. Apfel- und Birnensaftkonzentrate etwa bestehen zu 70 % aus Fruktose und zu 30 % aus Glukose. Daher sind Fruchtdicksäfte ebenso wie Agavensirup für Menschen mit Fruktosemalabsorption unverträglich.

Apfeldicksaft kann mit rund 15 mg Vitamin C pro 100 g punkten, außerdem enthält er etwas Kalium und Kalzium. Zum Vergleich: 100 g Grapefruit liefern 40 mg Vitamin C, Erdbeeren enthalten 55 mg/100 g. Insgesamt sind die Mengen an Mikronährstoffen bei den Dicksäften aber eher bescheiden. Und schon wegen ihres hohen Zuckergehalts sind sie keine empfehlenswerte Quelle für Mikronährstoffe.

Die Süßkraft der Fruchtdicksäfte ist stark abhängig von den jeweiligen Früchten sowie vom Grad des Erhitzens, ist aber grundsätzlich geringer als die von Haushaltszucker.

Steckbrief Fruchtdicksäfte

Geschmack	fruchtig-süß
Süßkraft	etwas geringer als Haushaltszucker
Kalorien	ca. 260–350 kcal/1088–1464 kJ pro 100 g
Zucker	Fruchtzucker, Glukose und Saccharose in unterschiedlichen Anteilen
sonstige Bestandteile	sortentypische Aromastoffe; je nach Fruchtsorte kleine Mengen an Mineralstoffen und Vitaminen, Carotinoide
glykämischer Index	Birnendicksaft: 35 Apfeldicksaft: 40

NACHHALTIGKEIT: In puncto Nachhaltigkeit sind die heimischen Fruchtdicksäfte gegenüber den exotischen, meist weit gereisten Zuckeralternativen nicht zu toppen. Sie werden aus regionalem Obst hergestellt – in ertragreichen Jahren lässt sich so ein Überangebot sinnvoll verwerten und Lebensmittelverschwendung vermeiden.

FAZIT: Fruchtdicksäfte aus Apfel oder Birne enthalten ebenso wie Agavensirup viel Fruchtzucker. Daher sind sie als Zuckeralternative nicht die erste Wahl, sondern eher sparsam zu genießen.

Honig

Ob Müsli oder Frühstücksbrötchen – viele lieben Honig und möchten ihn vor allem morgens nicht missen. Das Erzeugnis der fleißigen Insekten hat das Image eines gesunden und wertvollen Süßmachers. Zu Recht?

Laut Honigverordnung ist Honig der natursüße Stoff, der von Honigbienen erzeugt wird. Hierzu nehmen sie den Nektar von Pflanzen auf und mischen ihn im Bienenstock mit enzymhaltigen, keimtötenden Sekreten, die den Honig später so besonders machen. Während der sogenannten Honigreifung verdunstet das Wasser. Ist die süße Masse trocken genug und damit haltbar, verschließen die Stockbienen die Waben mit körpereigenem Wachs. Sie dient dem Bienenvolk als energiereicher Vorrat zur Ernährung im Winter. Für ein Pfund Honig fliegen Bienen insgesamt dreimal um den Äquator! Faszinierend.

Honig besteht zu rund 80 % aus Zucker. Sein Zuckerspektrum unterscheidet sich je nach Herkunft: Blütenhonige enthalten vor allem Invertzucker, ein Gemisch aus Glukose und Fruktose, dazu geringe Mengen an Saccharose. Honigtauhonige bieten eine deutlich größere Palette an Zuckern: Fruktose und Glukose, Zweifachzucker wie Saccharose und Maltose sowie diverse, fast schon exotische Mehrfachzucker, darunter Trehalose, Melezitose, Raffinose und Erlose, die vor allem in Waldhonig vorkommt. Die Zuckerart Isomaltulose, die beispielsweise in Lindenhonig nachgewiesen wurde, soll den Blutzuckerspiegel weniger stark ansteigen lassen als Haushaltszucker. Allerdings sind die Mengen, die in Honig gefunden wurden, nur gering.

Je nach Sorte enthalten Honige mal mehr, mal weniger Fruktose beziehungsweise Glukose. Das Verhältnis der beiden Einfachzucker zueinander bestimmt die Konsistenz eines Honigs. Der Grund: Glukose kristallisiert schneller als Fruktose. Ein hoher Glukoseanteil macht Honig daher cremig bis fest, ein höherer Fruktosegehalt eher flüssig. Besonders fruktosereich sind Heide-, Kastanien- und Akazienhonig. Im eher festen Rapshonig steckt dagegen viel Glukose. Je nach botanischer Quelle variiert der glykämische Index von Honig zwischen 32 und 85. Fruktosereiche Honige wie Akazienhonig haben einen niedrigen GI.

Der Wasseranteil in Honig beträgt ca. 17 %, die restlichen Honigbestandteile machen rund 3 % aus: u. a. sind das Aminosäuren, organische Säuren wie Milchsäure oder Ameisensäure sowie Pollen. Anhand der Blütenpollen lässt sich seine regionale und botanische Herkunft ablesen, sie sind quasi der Fingerabdruck des betreffenden Honigs. Viele mögen Honig wegen seines Geschmacks, und das kommt nicht von ungefähr: 120 verschiedene Aromastoffe konnten bislang in Honig identifiziert werden. Ihnen kommt eine appetitanregende Wirkung zu. Auch antioxidativ wirkende Polyphenole wie Flavonoide sind im Bienenprodukt enthalten. Vor allem dunkel gefärbte Honige wie Buchweizen-, Edelkastanien- oder Manukahonig weisen höhere Mengen davon auf. Gut erkennbar: Je dunkler der Honig, umso höher ist sein antioxidatives Potenzial. Dennoch ist er keine wirkliche Alternative zu einer Ernährung mit vielen Früchten und Gemüse, die bekanntermaßen vor gesundheitsförderlichen antioxidativen sekundären Pflanzenstoffen nur so strotzen.

Honig enthält je nach Sorte diverse Mineralstoffe. Ihr Gehalt rangiert von 0,1 bis 0,3 % bei Blütenhonigen bis 1 % bei Honigtauhonigen. Um seinen Bedarf an Kalzium oder an anderen Mineralien zu decken, ist Honig folglich denkbar ungeeignet. Und um relevante Mengen an Vitaminen aufzunehmen, müsste man kiloweise Honig essen. Das Filtern des Honigs lässt den Gehalt noch zusätzlich schrumpfen, denn dabei bleiben die Pollen im Filter hängen, über die B-Vitamine und Vitamin C hauptsächlich in den Honig kommen.

Im Vergleich zu Zucker süßt Honig wesentlich geschmacksintensiver. Daher genügen für den süßen Geschmack kleinere Mengen. Honig ist genauso kariogen wie Haushaltszucker.

Das Bienenprodukt ist nicht für alle geeignet: Für Babys unter zwölf Monaten ist Honig absolut tabu. Denn darin können Bakteriensporen überleben, z. B. des Krankheitserregers Clostridium botulinum. Dieser kann sich besonders in den ersten Lebensmonaten im Darm ausbreiten, lebensbedrohliche Toxine bilden und den gefürchteten Säuglingsbotulismus auslösen. Ältere Kinder und Erwachsene haben eine stabilere Darmflora, die das verhindert. Honig kann zudem Pyrrolizidinalkaloide enthalten, natürliche, aber potenziell leberschädigende Stoffe, wenn Nektar oder Pollen von Natternkopf, Borretsch oder Wasserdost stammen. Nach Einschätzung des Bundesinstituts für Risikobewertung, kurz BfR, spielen die geringen Mengen im Honig für die Gesamt-PA-Belastung von Kindern und Erwachsenen eine stark untergeordnete Rolle. Um das Risiko bei Kindern, die viel Honig verzehren, möglichst zu minimieren, raten die Experten der Eu-

Steckbrief Honig

Geschmack	je nach Sorte mild bis kräftig
Süßkraft	höher als Haushaltszucker, 80 g Honig ersetzen 100 g Zucker
Kalorien	ca. 300 kcal/1255 kJ pro 100 g
Zucker	90 % Fruktose und Glukose in unterschiedlicher Verteilung, Rest: Saccharose, Maltose, diverse Oligosaccharide
sonstige Bestandteile	Enzyme, Aromastoffe, Säuren, geringe Mengen an Vitaminen und Mineralstoffen
glykämischer Index	32 bis 85 je nach Sorte

ropäischen Behörde für Lebensmittelsicherheit (EFSA) aber vorsorglich, oft die Sorte zu wechseln. Wie lagern? Idealerweise dunkel und trocken, flüssigen Honig am besten bei 18 bis 20 Grad Celsius, cremigen bei 10 bis 12 Grad Celsius.

NACHHALTIGKEIT: Kommt die altbewährte und beliebte Zuckeralternative aus der Region, ist unter ökologischen Aspekten gegen ihren Genuss nichts einzuwenden.

FAZIT: Honig ist ein reines Naturprodukt, dem nichts hinzugefügt werden darf. Das macht ihn so besonders. Sein Gehalt an Vitaminen und Mineralien und sein antioxidatives Potenzial werden deutlich überschätzt. Am besten daher in Maßen genießen – aus Freude am Geschmack!

Vegane Honigalternativen

Für Veganer ist Honig in der Regel tabu, aber Kunsthonig geeignet. Kunsthonig ist ein Ersatzprodukt für Honig. Die offizielle Bezeichnung dafür lautet »Invertzucker-Creme«. Auf der Zutatenliste von Honigalternativen stehen beispielsweise Maissirup und Löwenzahnextrakt beziehungsweise Fruktosesirup, Inulin und Honigaroma. Oder auch Agavendicksaft und Inulin. In der Konsistenz sind die Kunsthonige meist cremig-weich, gut streichbar und wie Honig sehr süß. Sie lassen sich zum Süßen von Getränken oder Speisen sowie als Brotaufstrich verwenden. Hauptzutat auch hier: Zucker.

Kokosblütenzucker und -sirup

Ob Kokosblütenzucker, -sirup oder andere Palmzucker – die exotischen Zuckerspezialitäten haben in den letzten Jahren immer mehr ihr Nischendasein verlassen, untrügliches Zeichen: Auch große namhafte Hersteller bringen inzwischen solche Produkte auf den Markt. Damit sind die trendigen Zucker im Mainstream angekommen.

Palmzucker stammt überwiegend aus dem asiatischen Raum. In Indonesien, den Philippinen, Thailand, Malaysien und Indien dient er traditionell zum Süßen von Sojasauce, Getränken, Desserts und klassischen Gerichten. Er wird aus verschiedenen Palmarten gewonnen, wie der Zuckerpalme, der Palmyrapalme oder der Kokospalme. Letztere liefert den Rohstoff für Kokosblütenzucker und Kokosblütensirup. Der Anbau der Palmen erfolgt in Plantagen auf Zuckerfarmen. Ausgangsstoff für die gefragten Palmzuckerspezialitäten ist der Nektar. Um ihn aus den reifen Blütenständen der Palmen abzuzapfen, klettern Erntehelfer in die Kronen der mehrere Meter hohen Bäume. Jede einzelne Blüte ritzen sie vorsichtig mit einem Messer an, damit der leicht dickliche, weißliche Nektar heraustropfen kann. Die Gewinnung ist mühsam und aufwändig – das erklärt den teils hohen Preis der Produkte. 1 kg kann bis zu 30 Euro kosten.

In der Werbung wird besonders der günstige glykämische Index hervorgehoben. Doch die Behauptung, Kokosblütenzucker könnte Heißhunger vorbeugen, ist mit Vorsicht zu genießen. Produkthersteller von Palmzucker beziehen sich meist auf eine philippinische Studie, die angeblich den niedrigen glykämischen Index des Zuckers belegt, kritisiert das Portal »lebensmittelklarheit« der Verbraucherzentrale. An der Studie haben nur 10 Testpersonen teilgenommen, daher ist ihre Beweiskraft gering. Hinzu kommt: Bislang hat die Europäische Behörde für Lebensmittelsicherheit keine Gesundheitsaussagen, sprich Health Claims, für Kokosblütenzucker zugelassen. Kokosblütenzucker darf folglich nicht als »geeignet für Diabetiker« beworben werden. Laut Deutsche Diabetes-Hilfe haben einige Menschen mit Diabetes sogar die Erfahrung gemacht, dass Palm- beziehungsweise Kokosblütenzucker den Blutzucker mehr ansteigen lassen als Haushaltszucker.

Trotz des Nimbus eines natürlichen Lebensmittels: Mit einem Saccharosegehalt von 70–90% unterscheiden sich die Kokosprodukte kaum von gewöhnlichem Haushaltszucker – schlussendlich liefern beide 16 Kalorien und 4 g Zucker pro Teelöffel. Kokosblütenzucker wird oft wegen seines Gehalts an Mineralien, Vitaminen, Polyphenolen und Flavonoiden gehyped. So soll er verglichen mit braunem Zucker 18-mal mehr Kalium, 30-mal mehr Phosphor und 10-mal mehr Zink enthalten. Wahr ist: 100 g (25 Teelöffel!) Kokosblütenzucker liefern ca. 1030 mg Kalium, das entspricht fast einem Viertel des DGE-Referenzwerts für eine angemessene Zufuhr. Das klingt viel, aber bei aller Begeisterung – letztlich sind immer die Aufnahmemengen relevant: Wer seinen Kaffee mit 1 oder 2 Teelöffeln Kokosblütenzucker süßt, wird kaum nennenswerte Mengen an wertvollen Inhaltsstoffen aufnehmen, unter dem Strich aber hauptsächlich Zucker. Bei Ökotest gab es sogar Punktabzug bei Produkten, wenn Angaben wie »wertvolle Mineralstoffquelle« auf der Packung standen.

NACHHALTIGKEIT: In puncto Nachhaltigkeit gibt es für Kokosblütenzucker sowohl ein Pro wie auch ein Contra. Er stammt meist aus Indonesien oder den Philippinen, den weltweit größten Palmzuckerproduzenten. Der süße Genuss ist also weit gereist, bis er bei uns ins Regal gelangt. Das ist wenig ökologisch. Andererseits soll ihm die Food and Agriculture Organization der Vereinten Nationen den Status des nachhaltigsten Zuckerprodukts der Welt zuerkannt haben. Begründung: Kokospalmen verbrauchen im Vergleich zu Zuckerrohr nur minimale Mengen Wasser und können mehr als 25 Jahre lang den begehrten Nektar produzieren.

Steckbrief Kokosblütenzucker und -sirup

Geschmack	nicht nach Kokos, leicht herber Karamellgeschmack
Süßkraft	wie üblicher Haushaltszucker
Kalorien	ca. 400 kcal/1674 kJ pro 100 g
Zucker	hauptsächlich Saccharose, außerdem Fruktose und Glukose
weitere Bestandteile	Inulin, Spuren von Mineralien (v. a. Kalzium), Vitamine (B-Gruppe) sowie Aminosäuren
glykämischer Index	uneinheitliche Angaben, je nach Quelle 54 oder 35

FAZIT: Das bräunliche, leicht kristalline Pulver ist ein besonders gering verarbeiteter Zucker. Für Menschen, die darauf Wert legen, kann er aus diesem Grund eine Alternative zu herkömmlichem Haushaltszucker sein. Möglicherweise wirkt sich sein Genuss positiv auf den Blutzucker und den Insulinspiegel aus. Gesichert ist das bislang nicht. Geschmacklich ist er interessant und kann insbesondere asiatischen Gerichten eine typische Note verleihen.

Melasse

Melasse hat sich erst in den letzten Jahren zu einem Trendzucker entwickelt. Werbetexte beschreiben sie aufgrund ihrer Inhaltsstoffe sogar als »schwarzes Wunder«. Laut Angaben eines Herstellers soll sich Melasse hervorragend für Menschen mit erhöhtem Mineralstoffbedarf eignen – etwa während Schwangerschaft und Stillzeit, in Stresssituationen, bei sportlicher Aktivität, im Alter sowie in der Wachstumsphase. Doch stimmt das?

Zuckerrohrmelasse ist ein honigartiger, dunkelbrauner Sirup, der als Nebenprodukt bei der Zuckerproduktion aus Zuckerrohr anfällt. In einem aufwändigen Verfahren muss der Zucker zunächst aus der Pflanze herausgelöst werden. Hierzu werden die geernteten Zuckerrohrfasern zwischen Walzen ausgepresst. Dabei entsteht ein dünner Saft, der anschließend eingedickt wird. Die weitere Verarbeitung: Der Dicksaft wird mit Zuckerkristallen geimpft, wobei sich goldgelbe Zuckerkristalle bilden. Durch Zentrifugen werden die Zuckerkristalle – der Rohrohrzucker (Seite 148) – von der Melasse getrennt. In der Regel sind noch 2 weitere Kristallisationsprozesse nötig, bis die dunkle Melasse als Endprodukt übrig bleibt. Je mehr Rohrohrzucker entfernt wird, umso dunkler die Melasse und umso stärker ist sie im Geschmack.

Laut Angaben eines Bio-Herstellers liefert Zuckerrohrmelasse rund 290 Kilokalorien, etwa 69 g Kohlenhydrate, davon 57 g Zucker. Dazu kommen Ballaststoffe, geringe Mengen Eiweiß sowie diverse Mineralien wie Kalium, Kalzium, Magnesium und Eisen. Die Mengen hören sich dem ersten Anschein nach beeindruckend an, doch bezogen auf eine Portion sind sie dann doch nicht so gewaltig. Ein Teelöffel etwa liefert knapp 40 mg Kalzium – die empfohlene Zufuhr beträgt 1000 mg Kalzium pro Tag. Bei Eisen sind es immerhin ca. 1,85 mg pro Teelöffel (empfohlene Tageszufuhr für Frauen: 15 mg). Wer die Werte von verschiedenen Produkten allerdings vergleicht, stellt fest: Die Werte können sich von Anbieter zu Anbieter zum Teil stark unterscheiden.

NACHHALTIGKEIT: Und wie sieht es bei Melasse mit Nachhaltigkeit aus? Zuckerrohr stammt aus Nicht-EU-Landwirtschaft, z. B. aus Paraguay. Die weiten Transportwege nach Europa schlagen negativ zu Buche. Der Kauf lässt sich noch am ehesten rechtfertigen, wenn dadurch ökofaire Projekte in den Herkunftsländern unterstützt werden, meint hierzu die Ernährungsberatung Rheinland-Pfalz.

Steckbrief Melasse

Geschmack	leicht herb bis lakritzartig, etwas bitter
Süßkraft	ca. 60 % von Haushaltszucker
Kalorien	290 kcal/1213 kJ pro 100 g
Zucker	60 % Saccharose oder Raffinose
sonstige Bestandteile	Ballaststoffe, Kalzium, Eisen, Kalium, Magnesium
glykämischer Index	ca. 60

FAZIT: Melasse ist zwar eine Quelle für Mineralstoffe, insbesondere Eisen, das kann zur Versorgung tatsächlich ein klein bisschen beitragen. Dennoch ist nicht zu vergessen: Der dunkelbraune Zuckersirup mit dem dominanten Lakritzgeschmack besteht hauptsächlich aus Saccharose oder Raffinose.

Mönchsfrucht

Mönchfruchtextrakt oder »Luo Han Guo« ist 200-mal süßer als Saccharose und kalorienfrei. Gewonnen wird der Extrakt aus einer kleinen, runden melonenähnlichen Frucht. Ursprungs- und Anbauland ist Südostasien. Die Süße kommt aus den Mogrosiden, dem Fruchtanteil der Pflanze. Der Extrakt ist relativ neu auf dem US-Markt und verfügt derzeit nicht über eine umfassende weltweite Zulassung. In Kombination mit Stevia oder anderen Süßstoffarten kann er geschmackliche Fehlnoten ausgleichen, sprich einen Geschmack, der normalerweise nicht mit dem betreffenden Produkt assoziiert wird und daher unerwünscht ist.

Reissirup

Reissirup kommt ursprünglich aus dem asiatischen Raum. Zur Herstellung des hellgelben bis braunen Sirups wird das ganze Reiskorn vermahlen, dann mit Wasser gelöst und erwärmt. Im nächsten Schritt kommen Enzyme dazu, die im Mehl die Stärke zu Zuckern aufspalten. Da Reismehl kein Gluten enthält, ist Reissirup auch für Menschen mit Zöliakie geeignet.

Reishonig, wie der Sirup auch genannt wird, besteht im Wesentlichen aus Traubenzucker und Malzzucker. Der Rest entfällt auf Mehrfachzucker, sogenannte Oligosaccharide. Die Mengen an Fruchtzucker sind verschwindend gering, lediglich 0,1 g pro 100 g. Daher ist Reissirup für Menschen mit Fruktosemalabsorption geradezu ein Segen. Dank Reissirup können auch sie Kuchen und Desserts problemlos genießen. Aufgrund des relativ hohen Anteils an Mehrfachzuckern, sprich Oligosacchariden, hat Reissirup eine vergleichsweise geringe Süße. Das verlockt dazu, mehr davon zu nehmen. Was wiederum die Kalorienzufuhr steigert, sodass der im Vergleich zu Haushaltszucker etwas geringere Kaloriengehalt nicht zum Zuge kommt.

Für sogenannte »Reissüße« wird Reissirup getrocknet. Das Pulver mit dem mild-süßen Geschmack kommt laut Herstellerangaben auf einen Energiegehalt von 376 kcal, 93 g Kohlenhydraten, davon 41 g Zucker.

NACHHALTIGKEIT: Wer auf Nachhaltigkeit achtet, kann sich auch für die ökologisch bessere Wahl entscheiden: Reissirup stammt v.a. aus Nicht-EU-Landwirtschaft. Zu den Erzeugerländern zählt z.B. Pakistan. Weite Transportwege verhageln die Ökobilanz. Doch es gibt auch Bio-Produkte, für die der Reis in Italien angebaut wird. Sie sind unter ökologischen Gesichtspunkten deutlich besser zu bewerten.

Steckbrief Reissirup

Geschmack	leicht süßlich, neutral bis nussig-karamelartig
Süßkraft	ca. ein Drittel weniger als Haushaltszucker
Kalorien	ca. 316–376 kcal/1322–1573 kJ pro 100 g
Zucker	hauptsächlich Traubenzucker, Malzzucker, dazu Oligosaccharide, fruktosearm
sonstige Bestandteile	Spuren von Mineralstoffen (v. a. Kalzium, Natrium)
glykämischer Index	98

FAZIT: Die Zuckeralternative ist vorteilhaft für Menschen, die Fruchtzucker schlecht vertragen oder meiden möchten.

Rote-Banane-Pulver

Ein typisches Trendprodukt auf dem Zuckermarkt ist die pulverisierte rote Banane. Geschmacklich ist sie etwas süßer als der gelbe Klassiker. Das Pulver eignet sich besonders für Desserts und Smoothies. Das Rote-Banane-Pulver enthält pro 100 g fast genauso viele Kalorien wie herkömmlicher Zucker; und der Zuckeranteil ist mit 75 % recht hoch. Im Produkt finden sich 6 g Ballaststoffe, 5–8 g Eiweiß sowie Beta-Karotin. Das Pulver wird ohne Hitzeeinwirkung hergestellt und eignet sich für Rohkostfans, die nicht gänzlich auf Süße verzichten wollen. Ein wenig Luxus ist es doch, denn der Preis von bis zu 4–6 € pro 100 g in der Biovariante ist kein Schnäppchen.

Who is who: Vollrohrzucker und Rohrohrzucker?

Dabei handelt es sich um nicht standardisierte Zuckersorten. Basis für beide Sorten ist Zuckerrohr.

VOLLROHRZUCKER entsteht durch Trocknen von Zuckerrohrsirup und anschließendem Vermahlen, er wird nicht raffiniert. Sein Geschmack ist karamellig. Im Handel ist die Ursüße je nach Herkunft als »Jaggery (aus Indien)«, »Panela (aus Kolumbien)«, »Rapadura (aus Brasilien)« oder »Mascobado (von den Philippinen)« erhältlich.

ROHROHRZUCKER enthält noch Reste an Melasse und ist teilweise raffiniert. Je mehr Melasse enthalten ist, umso dunkler ist seine Farbe und umso kräftiger schmeckt er. Auch der Anteil an Inhaltsstoffen wie Betain oder Vitaminen der B-Gruppe steigt an. Bei normalen Verzehrmengen sind diese Gehalte allerdings vernachlässigbar. Rohrohrzucker gibt es unter diversen Bezeichnungen zu kaufen, z. B. als Golden Brown, Demerara- oder Muscovadozucker (aus Mauritius – hiervon gibt es auch eine Vollrohrzuckervariante).

Yaconsirup

Yaconsirup ist ein Newcomer in der Kategorie »alternative Süßungsmittel«. Das Rohmaterial hierzu, die Knollenfrucht Yacon, wird aufgrund der einzigartigen Zuckerzusammensetzung und einer Reihe gesundheitsfördernder Eigenschaften bereits als neues Superfood gehandelt. Yacon ist eine Pflanzenart, die wie Sonnenblume und Topinambur zur Familie der Korbblütler zählt und eng mit Blattsalaten wie der Endivie und Heilkräutern wie Löwenzahn und Wermut verwandt ist. Sie stammt aus dem Hochland der Anden und wurde bei den Inka als Heil- und Nutzpflanze geschätzt. Besonderheit: Die wasserreichen Yaconknollen speichern Kohlenhydrate im Unterschied zu Kartoffeln nicht als Stärke, sondern überwiegend in Form von Fruktanen, sprich Fruktoseoligosacchariden, kurz FOS, und Inulin. Der hohe Fruktangehalt bewirkt den sehr süßen Geschmack der Yaconknollen – nicht umsonst nannten sie die Inka auch »unter der Erde wachsendes Obst«.

Für die Herstellung von Sirup werden die Wurzeln sorgfältig gereinigt, geschält und zerkleinert. Vor dem Entsaften werden sie kurz mit heißem Wasser überbrüht. Das inaktiviert bestimmte Enzyme und verhindert so den Abbau der wertvollen Fruktane. Der frisch gewonnene Yaconsaft wird schließlich so lange eingekocht, bis er die Konsistenz von Sirup aufweist. Interessant ist hierbei, dass die FOS der Yaconknollen auch Temperaturen bis zu 140 Grad gut überstehen. Einer brasilianischen Studie zufolge bleiben FOS und Polyphenole auf den einzelnen Verarbeitungsstufen erhalten, was eine Konzentration dieser Komponenten im letzten Produktionsschritt, der Vakuumbehandlung, ermöglicht.

Forscher konnten in doppelblinden plazebokontrollierten klinischen Studien bei 20 g Yaconsirup, sprich 6,4 g FOS täglich eine verdauungsfördernde Wirkung belegen. Und ein Frühstück mit 40 g Yaconsirup ließ bei Studienteilnehmerinnen im Vergleich zur Plazebogruppe den Blutzucker- und Insulinspiegel weniger stark ansteigen. Aber leider nicht ohne Nebenwirkung: 60 % der Teilnehmerinnen berichteten über Blähungen.

Kalorienmäßig schlägt Yaconsirup um etwa ein Viertel weniger zu Buche als Zucker. Nach einer Studie macht der Gehalt an Kohlenhydraten in Yaconsirup ca. 65 % aus, davon entfallen ca. 22 % auf FOS, 16 % auf Fruktose beziehungsweise 12 % auf Saccharose, während sich der Glukose- und Maltosegehalt auf weniger als 10 % beläuft. Der Gehalt an FOS kann stark variieren: von ca. 10–48 %(!) – je nach Sorte, physiologischen Faktoren wie Pflanzenalter, Ernte- und Nacherntebedingungen. Praktisch und sinnvoll – gerade für Menschen mit Diabetes – wäre daher, den Gehalt an FOS jeweils bei den Nährwerten auf dem Produktetikett mitanzugeben. Yaconsirup punktet nicht nur mit vielen FOS, sondern auch mit einem hohen Level an phenolischen Komponenten, insbesondere an Chlorogensäure. Auch Chlorogensäure beeinflusst den Insulinspiegel positiv – damit erhöht sich das Starpotenzial des Inka-Sirups noch einmal. Wermutstropfen: der hohe Preis; 1 kg kostet im Internet zwischen 35 bis zu 80 Euro.

NACHHALTIGKEIT: Unter Nachhaltigkeitsaspekten gesehen schneiden Yaconprodukte bislang eher mäßig ab. Sie stammen in der Regel aus dem Andenland Peru, haben folglich weite Strecken hinter sich. Weiterer Minuspunkt: Die gesteigerte Nachfrage führt zu einer Intensivierung des Anbaus und zu Preissteigerungen in den Herkunftsländern. Doch vielleicht ist bald eine Lösung in Sicht: Denn am Institut für Kulturpflanzenwissenschaften der Universität Hohenheim experimentieren Wissenschaftler seit einiger Zeit mit Yacon. In Anbauversuchen wollen sie herausfinden, welche Sorten sich zur Entwicklung spezifischer Lebensmittelprodukte auch hierzulande eignen.

Steckbrief Yaconsirup

Geschmack	süßlich, honigähnlich
Süßkraft	50% weniger als Haushaltszucker
Kalorien	Sirup: 306 kcal/1280 kJ; Pulver: 373 kcal/ 1574 kJ pro 100 g
Zucker	hoher Gehalt an Fruktooligosacchariden, außerdem Fruktose, Saccharose, Glukose und Maltose
sonstige Bestandteile	Aminosäuren wie Tryptophan, Valin und Threonin, Lipide (unter 0,1%), Mineralien (ca. 2%, v. a. Kalium, Kalzium und Phosphor), Polyphenole, v. a. Chlorogensäure
glykämischer Index	etwa 1

FAZIT: Spannendes Süßungsmittel mit Zukunftsperspektive, wenn sich die postulierten gesundheitlichen Wirkungen in weiteren Studien bewahrheiten.

Zuckerrübensirup

Er heißt auch Rübenkraut, Rübensaft oder Zuckerrübenkraut und hat eine braunschwarze Farbe. Im Rheinland gilt Zuckerrübensirup als Klassiker in der Küche. Fans lieben ihn zu Bergischen Waffeln und Ostwestfälischem Pickert, eine Art Kartoffelküchlein. Traditionell ist er eine wichtige Zutat für die Zubereitung von Pumpernickel und anderem dunklem Brot.

Grundlage zu seiner Herstellung sind Zuckerrübenwurzeln. Zuckerrübensirup liefert knapp 300 Kilokalorien, damit rund ein Viertel weniger als Haushaltszucker. Ungefähr die Hälfte der darin enthaltenen Zuckermenge macht Saccharose aus, je ein Viertel Glukose und Fruktose. Im Gegensatz zu Haushaltszucker weist der Rübensirup einen bemerkenswerten Gehalt an Kalzium, Magnesium und insbesondere Eisen auf, ca. 9 mg pro 100 g. Doch letztlich entscheidet die Portionsgröße, wie viel die Zuckeralternative tatsächlich zur Nährstoffversorgung beitragen kann. Und so zeigt die Berechnung: Mit einer 20-g-Portion können Männer 18 % der empfohlenen täglichen Zufuhr abdecken, Frauen 12 %. Nicht schlecht, aber: 20 g liefern eben auch 16 g Zucker.

NACHHALTIGKEIT: Beim Aspekt Nachhaltigkeit kann die rheinische Spezialität auftrumpfen: Sowohl die Produktion des Rohstoffs, sprich der Rüben, als auch die Herstellung des Sirups erfolgen in der Regel in der Region. Damit erfüllen die Produkte die Voraussetzungen für das Label »geografisch geschützte Angabe«. Laut EU muss hierzu mindestens eine der Produktionsstufen, also Erzeugung, Verarbeitung oder Herstellung, direkt im Herkunftsgebiet stattfinden.

Steckbrief Zuckerrübensirup

Geschmack	kräftiger, charakteristischer Eigengeschmack
Süßkraft	weniger als Haushaltszucker
Kalorien	ca. 300 kcal/1255 kJ pro 100 g
Zucker	ca. 50 % Saccharose, der Rest Glukose und Fruktose
sonstige Bestandteile	Eisen, Magnesium, Kalzium, Ballaststoffe
glykämischer Index	35

FAZIT: Traditionelle Zuckeralternative aus regionalem Anbau, die mit Eisen aufwarten kann. Letztendlich besteht aber auch sie hauptsächlich aus Zucker.

Wer klassischen Haushaltszucker ersetzen möchte, findet im Handel viele Alternativen. Im Vergleich zu normalem Haushaltszucker liefern diese etwa ein Viertel weniger Energie, zum Teil können sie auch mit Mineralstoffen, Vitaminen und sekundären Pflanzenstoffen punkten. Diese Mengen sind aber nicht bedeutend, sodass sie keinen nennenswerten Beitrag zur Versorgung leisten. In der Summe sind die Zuckeralternativen also nicht wirklich gesünder. Sie sind immer noch energie- und vor allem

zuckerreich. Und sie können genauso Karies auslösen wie Haushaltszucker.
Für die Zuckeralternativen spricht: Die geschmacklichen Begleitstoffe, wie etwa Karamell oder Malz, sowie die ursprünglichen Aromen der Herkunftspflanze können Gerichten eine interessante, zum Teil sogar markante Note verleihen. Der starke Eigengeschmack der Zuckeralternativen erlaubt eine maßvolle Dosierung. Daher lassen sie sich gezielt verwenden, um sich an eine geringere Süße zu gewöhnen und Geschmacksnuancen differenzierter zu genießen.
Unter Nachhaltigkeitsaspekten sind heimische Produkte den Produkten aus Tropen, Fernost oder Nordamerika vorzuziehen. ——

Ist die Produktion von Rohrzucker nachhaltig?

Seinen Ursprung hat Zucker in Form von Rüben oder Rohr. Dabei sind die Rüben noch die kleinere Wurzel des Übels. Die Rüben werden geerntet, gewaschen, zerkleinert und gekocht. Bis zu 20% der Rübe ist Zucker. Nach dem Filtern und Verdampfen bleibt der Dicksaft oder Rübensirup übrig. Ab einer bestimmten Konzentration beginnt die Zuckerkristallisation. Durch anschließendes Zentrifugieren wird der restliche Sirup von den Kristallen getrennt. Übrig bleibt Melasse, die größtenteils zur Viehfütterung genutzt wird. Brauner Zucker wird noch mit Sirup benetzt oder ausschließlich aus Sirup hergestellt. Rüben benötigen weniger Anbaufläche als Rohrzucker und die Erntemethoden sind weniger kritisch.

Zuckerrohr wird mehrmals pro Jahr abgeschlagen, eine sehr harte Arbeit. Zur Erleichterung der Arbeit werden Zuckerrohrfelder häufig planmäßig abgebrannt, bevor anschließend das Rohr gehauen wird. Damit werden Gewicht und Volumen für den Transport verringert. Diese Methode beseitigt Unkraut, Ungeziefer und die große Blattmasse. Das Abfackeln ist eine sehr gesundheitsschädliche Methode. In vielen Städten Thailands als Beispiel ist die Feinstaubbelastung zu einer unkontrollierbaren Gefahr für die Bewohner geworden. Obwohl sich die Reste von Zuckerrohr (Bagasse) sehr gut eignen, um daraus plastikalternative Einwegprodukte herzustellen. Durch ausschließliches Abschlagen können Menschen, Tiere und die Umwelt geschont werden. Biologischer Anbau erfüllt diese Kriterien.

Die EAT-Lancet-Kommission besteht aus unabhängigen Forschern, die mit einer der führenden wissenschaftlichen Fachzeitschriften das Ziel haben, eine Grundlage für eine zwingend notwendige Transformation des globalen Ernährungssystems zu schaffen. In der »health planetary diet« geht es um einen nachhaltigen Speiseplan für die Welt der Zukunft. Was den Zucker betrifft, meinen die Wissenschaftler, dass der Konsum halbiert werden sollte.

Süßstoffe auf dem Prüfstand

Süßungsmittel sind Zusatzstoffe, die zum Süßen von Lebensmitteln und in Tafelsüßen verwendet werden. Zusatzstoffe müssen ein Zulassungsverfahren durchlaufen, die Verwendung regelt die EU-Zusatzstoffverordnung. Zu den Süßungsmitteln gehören die Süßstoffe, denen wir uns in diesem Kapitel widmen, und die Zuckeralkohole, die wir Ihnen im nächsten Kapitel vorstellen. Zurzeit sind 19 Süßungsmittel in der EU zugelassen. Elf davon sind Süßstoffe und 8 sind Zuckeralkohole.

Süßstoffe – keine Kalorien, kein Karies

Süßstoffe sind natürliche oder synthetisch gewonnene Verbindungen, liefern keine Energie und schonen Blutzucker- und Insulinspiegel. Ihre Süßkraft liegt weit über der von Zucker. Ein Vorteil: Sie sind nicht kariogen. Jeder Bundesbürger verbraucht 60 g Süßstoff pro Jahr. Etwa halb so viel wie noch vor 10 Jahren – dennoch eine zu große Menge? Schließlich stehen Süßstoffe im Verdacht, krank zu machen. Doch stimmt das?

Verursachen Süßstoffe Krebs?

Einige Studien erbringen ein erhöhtes Krebsrisiko in Verbindung mit dem Süßstoffkonsum, jedoch gibt es an diesen Studien viel Kritik. Meist liegen die Fehlerquellen an der starken Verzerrung der Selbstauskunft der Studienteilnehmer zum Süßstoffverzehr. Wie bei Ernährungsstudien üblich, wurden die Teilnehmer nur befragt, z. B. nach einer Krebsdiagnose zum vorangegangenen Süßstoffkonsum. Andere Details wie starkes Übergewicht, das ebenfalls Krebs verursachen kann, blieben in Studien teilweise unberücksichtigt. Es gibt nicht zu allen derzeit zugelassenen Süßstoffen gute Studien, im Fokus der Untersuchungen standen bisher vorwiegend die Auswirkungen von Aspartam und Cyclamat. Sehr hartnäckig hielt sich der Vorwurf, dass vor allem Cyclamat krebserregend sei. Tests an Ratten, die sehr große Mengen an Cyclamat im Futter erhielten, führten bei einigen Tieren zu Blasenkrebs. Diese Studie ist nicht direkt auf den Menschen übertragbar, weil derartig hohe Dosierungen nicht konsumiert werden.

Zunächst gilt es, Entwarnung zu geben hinsichtlich der Kanzerogenität der Süßstoffe. Auch Studien, die zur Zulassung bei der Food and Drug Administration (FDA, US-Behörde für Lebens- und Arzneimittel) führten, schließen das Krebsrisiko größtenteils aus.

Das Deutsche Krebsforschungszentrum (DKFZ) ergänzt, dass Zusatzstoffe – und dazu zählen die Süßstoffe – regelmäßig auf ihre Kanzerogenität geprüft werden. Falls ein Risiko bekannt werden sollte, gibt es zum Schutz der Verbraucher ein EU-weites Schnellwarnsystem. Die Zulassung und Überwachung der Sicherheit von Zusatzstoffen erfolgt durch die Europäische Behörde für Lebensmittelsicherheit (EFSA), hier agiert ein internationales Expertengremium. In Deutschland unterstützt das Bundesinstitut für Risikobewertung (BfR) die Arbeit der EFSA. Weiterhin beteiligt sich das Bundesamt für Verbraucherschutz und Lebensmittelsicherheit (BVL) in Deutschland an den Kontrollen. Sowohl das BfR wie auch das BVL sind dem Bundesministerium für Ernährung, Landwirtschaft und Verbraucherschutz (BMEL) untergeordnet. Ein Beispiel für eine gesundheitliche Bewertung: 2013 veröffentlichte die EFSA ihre erste vollständige Risikobewertung zu Aspartam. In ihrem Gutachten gelangt sie zu dem Schluss, dass Aspartam und seine Abbauprodukte für die allgemeine Bevölkerung (einschließlich Säuglingen, Kindern und Schwangeren) unbedenklich sind. Das Gleiche gilt für die Steviolglykoside und Advantam. Die EFSA hat sich vorbehalten, die Süßstoffe noch einmal neu zu bewerten.

Die Deutschen beklagen jedes Jahr 500.000 neue Krebserkrankungen. Ungünstige Lebensstilfaktoren verursachen davon 40 %. Dazu gehören eine ungesunde Ernährung genauso wie Tabak- und Alkoholkonsum, mangelnde Fitness und zu viele Pfunde. Auch wenn ein vorteilhafter Lebensstil keine Garantie dafür ist, niemals an Krebs zu erkranken, so könnte damit dennoch etwa 200.000 Menschen eine Krebsdiagnose erspart bleiben. Krebs ursächlich zurückzuführen auf den Konsum von Süßstoffen gestaltet sich als schwierig. Eindeutige wissenschaftliche Belege dazu fehlen bislang und es gilt als eher unwahrscheinlich. Zu wenige Langzeitstudien mit hohem Süßstoffkonsum konnten ein Krebsrisiko beim Menschen restlos ausschließen. Weitere Forschung

ist erforderlich. Eine kleine Warnung geht an Schwangere und stillende Mütter. Sie sollten auf einen übermäßigen Süßstoffkonsum verzichten, solange nicht vollständig geklärt ist, welchen Einfluss die Zuckerersatzstoffe auf die Entwicklung des Neugeborenen haben. Süßstoffe gelangen auch in die Muttermilch. ——

Süßstoffe als Stoffwechselrisiko?

Während eine Krebserkrankung durch Süßstoffe als eher unwahrscheinlich eingestuft wird, fokussiert sich die Wissenschaft zunehmend auf den Metabolismus. Hier mischt der Süßstoff mit, obwohl es immer heißt, dass die künstlichen Süßstoffe nicht als Nährstoffe verstoffwechselt werden. Was ist hiervon zu halten?

In der Diskussion ist, ob nicht nahrhafte süßintensive Stoffe mehr tun, als nur die Geschmacksrezeptoren auf der Zunge zu aktivieren. Studien zeigen, dass sie schädliche Veränderungen in der Darmmikrobiota auslösen. Sie stören die Blutzuckerkontrolle und beeinflussen den Insulinspiegel. Es gibt Hinweise, dass sie eine Präferenz für intensiv süße Lebensmittel fördern können.

Dr. Robert Lustig, ein Experte für Übergewicht und emeritierter Professor an der University of California in San Francisco meint, dass künstliche Süßstoffe den Körper verwirren: Ihre süßen Aromen senden ein Signal an Gehirn und Verdauungssystem, um sich auf eine Zuckerflut vorzubereiten. Es kommen jedoch keine Zuckerkalorien an. Hormone wie Insulin geraten aus dem Takt. Das Ergebnis: Stoffwechselstörungen.

In einem Test bekamen Mäuse über viele Wochen Süßstoffe gefüttert. Die Zusammensetzung ihrer Darmbakterien und ihre Glukosetoleranz veränderten sich. Ihre Körperzellen konnten Glukose nicht mehr so gut aufnehmen und verwerten. Dadurch erhöhten sich ihre Blutzuckerwerte. Bemerkenswert: Eine Stuhlübertragung von Süßstoffmäusen auf sterile Mäuse löste bei diesen ebenfalls eine Glukoseintoleranz aus, die nach Antibiotikagabe wieder verschwand. Beim Menschen ist es etwas komplizierter. Dennoch bleibt die Frage, ob eine Veränderung der Darmflora zu schlechteren Zuckerwerten oder Formen von Entzündungen führt. Zu berücksichtigen gilt, dass die Darmflora bei jedem Menschen sehr unterschiedlich ist und die Zusammensetzung von der üblichen konsumierten Nahrung abhängt.

Manche Studien kamen zu dem Ergebnis, dass hoher Süßstoffkonsum die Bakterien im Darm sogar vermindert. Noch ist nicht klar, ob Süßstoffe die im Dünndarm nachgewiesenen Süßrezeptoren aktivieren und damit Effekte wie einen Anstieg der Insulin- und Blutzuckerregulation bewirken können.

In einer Studie bekamen 17 übergewichtige Menschen Traubenzucker zu essen und zuvor entweder nur Wasser oder Wasser mit Sucralose (Seite 167). Das Ergebnis: Die Teilnehmer mit dem Sucralose-Wasser hatten höhere Blutzuckerwerte. Leider war die Testgruppe nur sehr klein, die meisten sonstigen Studien sind eher im Tierversuch erprobt. So z. B. an Fruchtfliegen. Die Fliegen bekamen mehrere Tage Sucralose gefüttert – die Kontrollfliegen erhielten Zucker. Die Sucralose-Fliegen zeigten sich hungriger als die Nur-Zucker-Fliegen. Ob dies bei Menschen auch so ist, lässt sich noch nicht genau sagen. Dennoch bleibt ein kleiner, klebriger Gedankenrest. Sind die Süßstoffe doch nicht einfach nur unbeteiligte Stoffwechselstatisten?

Experten fordern eine bessere Kennzeichnung

2018 zeigten Wissenschaftler der Framingham-Heart-Studie, dass der häufige Konsum süßstoffhaltiger Getränke das Risiko, einen Schlaganfall zu erleiden oder an Demenz zu erkranken, erhöhen kann. Die Wissenschaftler vermuten, dass Süßstoffe den Appetit fördern und so langfristig zu einer Gewichtszunahme führen. Die American Academy of Pediatrics (AAP) hat die aktuelle Datenlage zu Süßstoffen in einer neuen Leitlinie zusammengefasst, veröffentlicht in der Fachzeitschrift »Pediatrics«. Die US-Experten verlangen darin eine genauere Kennzeichnung, welche Süßstoffe in welcher Menge in Lebensmitteln enthalten sind, weil auch Kinder zunehmend Süßstoffe konsumieren.

Genügend Transparenz ist für den Verbraucher wichtig und das ist nur mit einer nachvollziehbaren Kennzeichnung möglich. Mengenangaben für Süßstoffe gibt es auf den Lebensmitteln nicht. Nur die Art des verwandten Süßstoffes findet sich im Zutatenverzeichnis. Übrigens teilen sich die Süßungsmittel die E-Nummern 950–969, dabei steht das E für Europa. ——

Tageshöchstwerte – wie viel Süßstoff ist ok?

Welche Mengen an Süßstoff gerade noch vertretbar sind, zeigen die sogenannten ADI-Werte. ADI steht für »Acceptable Daily Intake«. Dieser Wert gibt die Menge des Süßstoffes an, die pro kg Körpergewicht durchschnittlich und täglich ein Leben lang verzehrt nicht den Organismus schädigt. Eine entsprechende Beurteilung erfolgt durch die Europäische Behörde für Lebensmittelsicherheit oder das Bundesinstitut für Risikobewertung (BfR). Dabei sind Sicherheitsfaktoren für Kinder und Schwangere mit einberechnet. Die Werte werden aus Tierexperimenten abgebildet. Die Tiere bekommen Süßstoffe in größeren Mengen über einen längeren Zeitraum verfüttert.

Ein kleines Rechenbeispiel: Sucralose (viel enthalten in »Sports-Food« und Riegeln) hat einen ADI-Wert von 15 mg pro kg Körpergewicht und Tag. Bei Aspartam sind es 40 mg. Die Hersteller sind verpflichtet, Höchstmengen nicht zu überschreiten. Softdrinks dürfen laut Gesetz nicht mehr als 600 mg Aspartam pro Liter enthalten. Die meisten Produzenten liegen unter den vorgegebenen Maximalwerten. Das bedeutet: Eine 60 kg schwere Person dürfte bis zu 12 Liter eines Light-Softdrinks täglich konsumieren. Ein Kind mit 30 kg hingegen etwa 6 Liter pro Tag. Mengen, die nicht realistisch sind.

Ändern Süßstoffe das Geschmacksempfinden?

Jeder darf sich selbst die Frage stellen, wie gerne und wie oft er Süßes isst. Wir haben die Süßstoffe in ihrer Intensität kennengelernt, sie sind sehr, sehr süß. Und für viele von uns ist das super lecker. Und schmeckt uns etwas so gut, wird davon mehr gegessen. Das Level für Süßes ist extrem hoch. Dagegen ist die Süße einer Frucht vielleicht wirklich fad und schmeckt nicht oder wird als unangenehm empfunden, was den Konsum verringert. Mit anderen Worten: Die Verwendung künstlicher Süßstoffe kann dazu führen, dass gesunde, sättigende Lebensmittel gemieden und künstlich aromatisierte Lebensmittel mit geringerem Nährwert sich öfter auf dem Teller finden.

»Eine Überstimulation der Zuckerrezeptoren durch häufigen Gebrauch dieser hyperintensiven Süßstoffe kann die Toleranz für komplexere Geschmäcker einschränken«, sagt Dr. Ludwig, er ist Spezialist für Adipositas am Bostoner Kinderhospital, welches eng mit der Harvard University zusammenarbeitet. Und auch Dr. Stefan Kabisch vom Deutschen Institut für Ernährungsforschung in Potsdam meint, dass Süßstoffe die Lust auf Süßes sogar noch mehr befeuern als der klassische Zucker. Eine gewisse »Suchtgefahr« ist also gegeben. Wir sollten sehr genau hinsehen, ob die Süßstoffe in der eigenen und täglichen Ernährung womöglich eine zu große Rolle spielen.

Bei Kindern gibt es bislang zu wenige Untersuchungen über die möglichen Spätfolgen bei Süßstoffkonsum. Kinder haben eine verstärkte Süßpräferenz und lernen in jungen Jahren zu mögen, was sie essen! Sie sollten nicht lernen, dass im Ursprung leicht süß schmeckende Lebensmittel ein hohes Maß an Süße aufweisen. ——

Helfen Süßstoffe beim Abnehmen?

Gewichtsreduktion ist möglich bei einem Austausch von Zucker gegen Süßstoff. Damit gelingt es, Kalorien einzusparen. Die Kalorienbilanz ist verringert, wenn anstatt des geliebten Erdbeerjoghurts mit Zucker die Variante mit Süßstoff gewählt wird. Ein Beispiel: Standard-Fruchtjoghurt mit einem Zuckeranteil pro 100 g von 15 g hat bei einer üblichen Verzehrsmenge von 150 g also einen Zuckergehalt von 22,5 g. Das entspricht einer Kalorienmenge von 90 kcal pro Becher. Ergo, durch die Süßstoff-Joghurtvariante lassen sich 90 kcal einsparen. Bei einem Softdrink mit 10 g Zucker pro 100 ml könnten bei einem kleinen Glas 80 kcal eingespart werden. Aber erzielt man damit einen langfristigen und nachhaltigen Diäterfolg?

Viele Studien bestätigen genau das Gegenteil, nämlich dass Süßstoffe sich negativ auf den Glukosestoffwechsel auswirken und das Sättigungsverhalten ändern. Was ist denn nun richtig? Die American Association of Diabetes (ADA) weist 2018 vorsichtig darauf hin, dass ein möglicher Zusammenhang zwischen langfristiger Süßstoffaufnahme und Gewichtsanstieg bestehen könnte. Anders als bei uns in Deutschland ist der Konsum an NNS (non nutritive sugars), also künstlichen Zuckern, in den USA deutlich höher. Und das Essverhalten und Lebensmittelangebot amerikanischer Bürger unterscheidet sich von unserem hierzulande. Es ist somit fraglich, ob die Interpretation für alle gleichermaßen gilt.

Nach den bisherigen Erkenntnissen können Süßstoffe beim Abnehmen helfen, allerdings nur bei einem sinnvollen und maßvollen Einsatz. Sie sollten nicht als »Alibi« missbraucht werden, bei kalorienreduzierten Lebensmitteln das Doppelte oder Dreifache der üblichen Portionen zu essen. Oder die eingesparten Kalorien durch andere zu ersetzen. »Ich trinke nur Diät-Cola, also kann ich mir ein Stück Kuchen gönnen.« Light-Produkte »verlighten« dazu, mehr zu essen – also kommen die Zusatzpfunde nicht vom Süßstoff, sondern der Süßstoff vom Übergewicht?!

Kritik an Tierstudien, die zeigen, dass Süßstoffe den Appetit eher fördern, ist berechtigt. Tieren wird im Labor unter standardisierten Bedingungen etwas verabreicht. Zum Beispiel immer das gleiche Futter mit oder ohne Kombination von Süßstofflösung. Wir Menschen hingegen essen sehr vielfältig. Manche Tiere haben mit Menschen vergleichbare Verdauungsorgane, sie reagieren jedoch unterschiedlich auf das Fressangebot. Ein Tier reflektiert nicht die Menge, die es isst, es frisst, um satt zu werden und um zu überleben.

Aroma – metallisch, lakritzig, plastikähnlich?

Wer kennt es nicht: warm gewordenes Diät-Cola – igitt! Süßstoffhaltige Getränke schmecken bitter oder haben andere sogenannte »Off-Tastes«, also Nebengeschmäcker. Metallisch kann es schmecken oder lakritzig bis hin zu einem plastikähnlichen Aroma. Haushaltszucker verleiht den Getränken darüber hinaus eine gewisse Klebrigkeit und somit ein anderes Mundgefühl als die dünnflüssige Diätvariante. Raffinierter Haushaltszucker dient als Standard für die Süßkraft, an ihm müssen sich alle weiteren Zucker und die Süßstoffe messen lassen. Tatsächlich bemüht sich die Forschung sehr um eine wirklich leckere Alternative. Manche Stoffe kommen dem Geschmacksprofil von Zucker zwar relativ nahe, aber nicht nur sensorisch trainierte Menschen erkennen den Unterschied zum Süßstoff sofort. Aufgrund

Die künstliche Zunge

Die Firma Brain in Zwingenberg ist ein Biotech-Unternehmen, welches sich mit vielen Stoffen aus der Natur und Mikroorganismen beschäftigt. Ziel ist es, neuartige Zuckerersatz-Formulierungen zu finden, die richtig lecker schmecken. Der Firma ist es gelungen, Zellen der menschlichen Zunge zu isolieren und daraus ein Modell zu entwickeln. Dazu wurden Gewebeproben aus Zungen isoliert und kultiviert. Mit dieser »künstlichen Zunge« wird das Geschmacksempfinden nachgestellt und gemessen. Ein Naturstoff, der die geschmacklich empfundene Bitterkeit maskiert, ist bereits gefunden. In Zukunft kann es möglich sein, die Süßstoffe geschmacklich so zu optimieren, dass sie dem natürlichen Zucker immer mehr ähneln.

der oftmals auftretenden Off-Tastes werden Süßstoffe in fertigen Lebensmitteln kombiniert. Dadurch ergibt sich eine Verbesserung des geschmacklichen Gesamteindrucks.

Süßstoffe nicht erhitzen

Zum Backen eignen sich die Süßstoffe eher nicht. Sie können aufgrund der hohen Süßkraft in kleinsten Mengen kein Volumen geben. Nicht alle Süßstoffe sind hitzestabil – außer Saccharin, Cyclamat und Acesulfam. Das liegt daran, dass manche Süßstoffe aus Proteinen bestehen, die beim Erhitzen zerfallen. Beim Erhitzen von Sucralose über 120 Grad Celsius können chlorierte organische, gesundheitsschädliche Verbindungen entstehen.

Süßstoffe im Visier

Vorsicht bei Aspartam, Acesulfam, Neotam und Advantam! Aspartam entsteht durch chemische Reaktion aus den Aminosäuren Asparaginsäure und Phenylalanin mit Methanol. Aspartam-Acesulfamsalz, Neotam und Advantam sind Abkömmlinge des Aspartams. Alle sind somit eine Phenylalaninquelle und bei Phenylketonurie (PKU, das ist eine seltene genetisch bedingte Erkrankung) nicht geeignet. Bei PKU reichern sich diese Aminosäuren im Gehirn an und können schwerste Entwicklungsstörungen sowie Epilepsie verursachen.

Süßstoffe in unserem Trinkwasser – ein Problem?

Acesulfam wird über die Nieren ausgeschieden und gelangt so über das Wasser und die Umwelt auch in unser Trinkwasser. Der Norddeutsche Rundfunk veröffentliche im Sommer 2020 eine Untersuchung, wonach verschiedene Wasserproben aus Entnahmestellen in Norddeutschland Acesulfam in Mengen bis 0,6 µg pro Liter enthielten. Noch sind dies sehr kleine Mengen, jedoch ist Acesulfam schwierig biologisch abbaubar. Auch reagieren manche Fische mit oxidativem Stress auf den Süßstoff. Wissenschaftler fordern weitere Beobachtung unserer Trinkwasserqualität, denn die Trinkwasserversorger müssen nicht auf Süßstoff testen.

Stevia, wirklich so natürlich?

Stevia rebaudiana, auch Süßblatt oder Honigkraut genannt, ist eine Staudenpflanze, die ursprünglich aus Südamerika stammt. Bei vielen Verbrauchern gilt Stevia folglich als pflanzliches, natürliches Süßungsmittel. Auf den rasanten Aufstieg in die erste Liga der Süßungsmittel folgte die Ernüchterung. Nicht die kompletten, natürlichen Pflanzenteile werden verwendet, sondern die Steviolglycoside. Die Glycoside sind kleinste Bestandteile der Pflanze, die mit aufwändigen chemischen Verfahren aus den Pflanzenteilen gelöst werden. Dabei sind Aluminiumsalze und Formaldehyd im Spiel. Nach einem weiteren Entfärbungsprozess sind 90% der Pflanzenteile zerstört. Neuerdings werden Steviolglycoside in den USA aus Fermentation von Hefen hergestellt, die Pflanze wird nicht mehr benötigt. Verbraucherzentralen kritisieren, dass bei der Aufmachung von Lebensmitteln mit Stevia oft Natürlichkeit suggeriert wird.

TIPP: Steviapflanzen gibt es in Baumärkten und Gartencentern zu kaufen. Die beliebte Kübelpflanze ist anspruchslos und fühlt sich im Garten oder auf dem Balkon wohl. Die Blätter können direkt zum Süßen verwendet werden.

Übrigens: Stevia wird in fertigen Lebensmitteln oft mit Füllstoffen wie Maltodextrin gestreckt. In Marmeladen findet sich zusätzlich der klassische Kristallzucker. Meist sorgt Stevia nur für etwa 10% der Süße des Produktes, der Rest ist dann eben doch nur wieder Zucker.

Sucralose – auf die Kombi kommt es an

Sucralose ist ein künstlich veränderter Haushaltszucker, schmeckt etwa 600-mal süßer als dieser und ist kalorienfrei. Das Süßungsmittel wurde 1991 erstmals in Kanada zugelassen und ist seit 2004 auch in der EU auf dem Markt. Die Markennamen sind Splenda, Nevella und Candys. Sucralose ist in vielen Fitnessprodukten wie Proteinriegeln und Energydrinks enthalten. Vor allem in Kombination mit anderen Zuckern wie z. B. Maltodextrin steht die Sucralose im Verdacht, metabolische Störungen zu begünstigen. Es scheint demnach diese Kombination zu sein, welche die Fähigkeit von Gehirn und Darm schädigt, den Glukosestoffwechsel zu regulieren. Forscher der Yale Universitiy empfehlen ganz konkret, zu Pommes frites lieber eine normale Cola zu trinken als die Light-Variante, weil Kohlenhydrat und Süßstoff einen Kombinationseffekt darstellen, der möglicherweise die Entstehung von Adipositas und Typ-2-Diabetes fördert.

Cyclamat – kann schnell zu viel werden

Cyclamat hat die geringste Süßkraft unter den Süßstoffen. Durch Zufall wurde Cyclamat im Jahr 1937 entdeckt, denn eigentlich war man auf der Suche nach einem fiebersenkenden Mittel. Erhältlich ist Cyclamat in flüssiger Form und als Tabletten. Cyclamat ist gut löslich und hitzestabil, in Kombination mit Saccharin verstärkt sich die Süßkraft deutlich. Deshalb kann Cyclamat auch zum Kochen und Backen verwendet werden. In manchen Tierversuchen konnte gezeigt werden, dass Natriumcyclamat (das Salz des Cyclamats und die eigentlich richtige Bezeichnung) krebserregend und schädlich für Hoden und die Spermienproduktion sein kann. Da diese Effekte nur bei sehr hohen Dosierungen auftraten, ist der gleiche Effekt beim Menschen fraglich. Die zugelassene tägliche Aufnahmemenge sollte 7 mg/kg

Körpergewicht nicht überschreiten. Umso bedenklicher ist es, dass sehr große Höchstmengen in Lebensmitteln zugelassen sind, z. B. 1000 mg/kg in zuckerfreier Marmelade, bei Nahrungsergänzungsmitteln sind es sogar bis zu 1250 mg/kg und 250 mg/l bei Erfrischungsgetränken. Gerade bei den Erfrischungsgetränken können Kinder den Höchstwert durchaus erreichen. Das Institut für Diabetesforschung am Helmholtz-Zentrum in München merkt an, dass es bei Kindern mit Typ-1-Diabetes zu gelegentlichen Überschreitungen beim Konsum von Cyclamat kommen kann.

Sind Süßstoffe jetzt besser und gesünder als Zucker? Ja und nein. Zum Abnehmen und Kalorien sparen sind die Süßstoffe ersatzweise für zuckerreiche Nahrung geeignet. Dennoch wird vermutet, dass Süßstoffe zur Süßgewöhnung beitragen und eine zuckerreiche Ernährung befördern. Bedenkliche Höchstgrenzen im Alltag könnten beim Versuch erreicht werden, den kompletten Zuckerkonsum durch Süßstoffe zu ersetzen. Menschen mit der Erberkrankung Phenylketonurie dürfen kein Aspartam aufnehmen. Einen deutlichen Vorteil haben die Süßstoffe in Bezug auf die Kariesentstehung. ——

Zuckeralkohole: Xylit & Co.

Zuckeralkohole – früher wurden diese als Zuckeraustauschstoffe bezeichnet – werden grundsätzlich aus natürlichen Rohstoffen hergestellt und zählen zu den Kohlenhydraten, man nennt sie auch Polyole. Wichtige Vertreter: Sorbit, Xylit, Erythrit, Lactit, Mannit, Maltit, Polyglycitolsirup und Isomalt. Polyole schmecken nicht so süß wie Haushaltszucker und haben ähnlich viele oder weniger Kalorien. Erythrit ist als Ausnahme sogar nahezu kalorienfrei. Zwei Vorteile: Sie schmecken fast genauso wie Zucker, werden jedoch langsamer aufgenommen und lassen deshalb den Blutzuckerspiegel nicht so stark hochschnellen. Polyole verursachen kein oder in weitaus geringerem Maße Karies, da die Plaquebakterien in der Mundhöhle sie nicht oder kaum abbauen können. Deshalb werden sie gerne in zahnfreundlichen Lebensmitteln wie Kaugummi eingesetzt.

Die Süßkraft der Zuckeralkohole beträgt ungefähr 40–100 % der Süßkraft von Haushaltszucker. Das hängt mit der Molekularstruktur zusammen. Die Moleküle sind klein und einfach aufgebaut, dadurch können sie sehr viel Wasser binden, es sind Wasserhaltemoleküle. Ist die Wasserhülle groß, dann ist die Süßkraft gering, weil die Süßrezeptoren eine schwächere Bindung eingehen. Vor allem Sorbitol ist besonders osmotisch wirksam.

Achtung Bauchzwicken

Ein großer Nachteil von Zuckeralkoholen ist, dass sie in größeren Mengen unangenehme Darmprobleme auslösen. Der Grund: Sie gelangen teilweise unverändert in den Dickdarm, weil die Enzyme aus der Bauchspeicheldrüse nicht wirken. Da sie wasseranziehend sind, strömt Wasser in den Dickdarm. Und damit noch nicht genug. Darmbakterien produzieren die helfenden Enzyme und vergären diese Stoffe. Es entstehen Gase, die nicht durch die Darmwand entweichen können. Lebensmittel mit einer Menge von über 10 % an Zuckeralkoholen enthalten den Hinweis: »Kann bei übermäßigem Verzehr abführend wirken.« Die Verträglichkeit von Zuckeralkoholen ist dennoch individuell verschieden.

Xylit – Birkenzucker aus Buchenholz

Xylit ist einer der Superstars unter den Zuckeralkoholen. Vor allem unter dem Markennamen Xucker kam es zu einem hohen Bekanntheitsgrad. Xylit wird gehypt als förmlich bester Zuckerersatz. Er ist kristallin wie Haushaltszucker, kann gut verbacken werden, ist leicht wasserlöslich und hat nur 40 % der Kalorien vom Zuckerklassiker, mit beinahe gleicher Süßkraft. Zahnschonend ist er auch, denn kariesverursachende Bakterien können den Birkenzucker nicht verarbeiten. Xylit ist 10–20-mal teurer als Haushaltszucker und kann nicht nur deshalb auf den Magen schlagen. In einer Studie reagierten Teilnehmer bereits mit Verdauungsproblemen nach einer Menge von 35 g – etwa enthalten in einem Stückchen Kuchen. Patienten mit einem Reizdarmsyndrom sollten auf den Verzehr besser verzichten. Übrigens produziert der Körper pro Tag 10–15 g Xylit ganz von allein als Zwischenprodukt des Kohlenhydratabbaus in der Leber.

Xylit heißt auch Birkenzucker. Das klingt natürlich, jedoch kommt Xylit nur als Vorstufe in der Birke vor. Mit aufwändigen technologischen Verfahren und dem Einsatz von Industriehefe wird aus dieser Vorstufe Xylit hergestellt. Das ist teuer. In Holzabfällen oder in Kolben aus Maisabfällen finden sich die Zuckervorstufen in Form von Stärke. Die Herstellung aus diesen Quellen ist weitaus kostengünstiger. Wird Mais verarbeitet, drängt sich das Thema Gentechnik auf, deshalb ist Xylit als Biovariante nicht zu haben. Birkenzucker ist ein umgangssprachlicher Begriff und darf als solcher auf der Verpackung stehen. Verbraucherschützer kritisieren diese Bezeichnung, weil sie Natürlichkeit suggeriert. Ein kleiner Beigeschmack bleibt, denn das Mundgefühl ist nicht vergleichbar mit dem von Saccharose. Xylit entzieht bei der Durchmischung mit Speichel aus der Umgebung Wärme und das erzeugt auf der Zunge einen »Kühleffekt«, ähnlich dem von Menthol.

Für Hunde gefährlich

Unsere Lieblinge reagieren empfindlich auf Xylit, deshalb sollten möglichst keine Krümel vom Birkenzucker-Kuchen auf dem Boden landen. Bereits geringe Mengen an Xylit können bei Hunden zu einer starken Insulinausschüttung führen, die lebensbedrohliche Unterzuckerungen und in der Folge ein Koma auslösen kann. Aufgrund einer anderen Enzymausstattung der Vierbeiner kann es zu schweren Leberschäden, bis hin zu tödlichem Leberversagen, kommen. Die letale Dosis für Hunde liegt bei 3–4 g pro kg Körpergewicht. Generelle Vorsicht ist auch bei Nagetieren geboten.

Erythrit

Erythrit wird aus der Vergärung von Traubenzucker gewonnen und besitzt nur etwa 70 % der Süßkraft von Kristallzucker. Abnehmwillige lieben Erythrit, weil es kaum Kalorien hat und überdies meist besser vertragen wird. Zum größten Teil wird Erythrit unverarbeitet über die Nieren ausgeschieden und nur wenig verbleibt im Darm. Übliche Handelsnamen sind Xucker-light, Sucolin, Wiezucker oder Sucrin, die E-Nummer im Zutatenverzeichnis lautet 968. In der Natur findet sich Erythrit in geringen Mengen in manchen Obstsorten, daraus ist eine Herstellung zu umständlich. Um Kosten zu sparen, greifen Erzeuger auf stärkehaltige Pflanzen wie Mais zurück. Die Stärke wird enzymatisch in Traubenzucker und Haushaltszucker gespalten und danach durch Industriehefen oder andere Mikroorganismen in Erythrit umgewandelt. Die EU hat im Gegensatz zu Steviolglycosid und Xylitol bei Erythritol eine Biovariante zugelassen. Bei Verwendung von gentechnisch verändertem Mais muss dieser deklariert sein, die gentechnisch veränderten Mikroorgansimen hingegen nicht. Daran üben Verbraucherschützer Kritik. Die meisten Ökoverbände lehnen Süßungsmittel aus Überzeugung ab.

In der Küche punktet Erythrit durch seinen milden Geschmack und seine Hitzebeständigkeit. In Wasser löst sich Erythrit nicht gut. Bei feinen Desserts wie Creme Caramel knirschen die Zuckerkristalle zwischen den Zähnen. Zum Backen eignet sich eine pulvrige Variante besser oder eine Mischung aus Erythritol/Xylitol. Wie auch beim Xylitol entfaltet sich im Mund ein leicht kühlender Effekt. Die Zähne werden geschont.

#sugarfree?

Zuckerfrei ist beliebt und modern. Auf Instagram gibt es 5 Millionen Einträge zum #sugarfree – die Süße ist gewünscht, aber bitte keine Kalorien. Folglich Zucker raus aus den Lebensmitteln und Süßungsmittel rein? Im Zuge der nationalen Reduktionsstrategie startet ein Wettrennen um den besten Zuckerersatz.

Healthy Sugars – Allulose und Cellobiose

Allulose (Psicose) gehört zu den seltenen Einfachzuckern und wird derzeit intensiv erforscht. Kleine Mengen finden sich in Früchten. Der glykämische Index liegt bei 1 und die Süßkraft bei etwa 70 % im Vergleich zu Haushaltszucker, schmeckt also weniger süß. Die technologische Gewinnung scheint noch sehr aufwändig. Als Grundlage für die Gewinnung kommen Mais- oder Rübenzucker infrage. Über zwei Verarbeitungsschritte und enzymatische Umwandlung entsteht aus Glukose über Fruktose schließlich die Allulose. Der Vorteil: Der Einfachzucker liefert kaum Energie, da er vom Darm kaum aufgenommen wird. Als wahrscheinlich gilt, dass etwa 70 % der Allulose über die Nieren ausgeschieden werden. Toxikologische Gutachten für die Zulassung müssen noch durchlaufen werden.

Eine Weltneuheit ist Allulose nicht. In Japan gibt es dieses Produkt bereits seit 10 Jahren zu kaufen, in den USA ist die Allulose seit 8 Jahren in Gebrauch. In Deutschland forscht ein Start-up-Unternehmen aus Elsdorf bei Köln intensiv an der Entwicklung von Allulose aus heimischen Zuckerrüben. Unterstützt wird das Unternehmen durch das Bundesministerium für Ernährung und Landwirtschaft. Allulose scheint in Form von Sirup oder auch der kristallinen Variante gute Eigenschaften zu haben. Sie ist gut wasserlöslich und bringt keinerlei Nährwert mit, die Zähne werden geschont. Die Allulose soll einen positiven Einfluss auf die Texturen haben, weil sie im fertigen Produkt »körpergebend« ist, das heißt, Allulose bringt Volumen mit. Dadurch verbessern sich die Backeigenschaften, eine Bräunung ist möglich. Gut schmecken soll Allulose auch und Nebengeschmäcker sind ebenfalls nicht zu erwarten. Überdies ist die Produktion aus der heimischen Zuckerrübe ein Vorteil, da kein genverändertes Pflanzengut als Grundlage dient. Klingt alles vielversprechend. Da die Allulose pro Gramm nur 0,2 Kilokalorien und damit kaum Nährwert mitbringt, ist zu erwarten, dass diese nicht als zugesetzter Zucker deklarationspflichtig wird, sondern als »kalorienfrei« gelabelt werden darf.

Cellobiose

Die Ähnlichkeit zum Milchzucker ist verblüffend. Die Cellobiose unterscheidet sich als Zweifachzucker nur in einem kleinen Detail vom Milchzucker – Cellobiose besteht aus 2 Glukosemolekülen. In der Natur findet sich dieser Zucker in Mais, Honig oder Kiefernadeln. Auch die Cellobiose kann aus Stärke von Mais oder Zuckerrüben gewonnen werden. Die Süßkraft ist im Gegensatz zum Haushaltszucker mit etwa 20 % gering, die Kalorienzahl beträgt die Hälfte. Die zahnfreundliche Cellobiose wird in fertigen Nahrungsmitteln als Volumengeber mit Aromaverstärkung eingesetzt. Cellobiose eignet sich gut für komprimierte, zusammengepresste Zuckerwaren oder als Dekor. Noch steckt der Zucker in der Warteschleife für eine Zulassung der EFSA als Novel Food.

Zucker aus Treibhausgas

Klingt zukunftsweisend und genial zugleich. Bereits seit Jahren arbeiten Wissenschaftler daran, Kohlendioxid aus der Atmosphäre zurückzuholen und als Rohstoff und Ausgangsmaterial für Wertstoffe zu nutzen. Aus Kohlendioxid plus Wasser plus ausreichend viel Energie lassen sich letztlich alle Kohlenwasserstoffe gewinnen – von Methan über Zucker bis hin zum Benzin. Erneuerbare Energien wie Sonne und Wind wären indes Kandidaten zur Veredelung von Kohlendioxid zu nützlichen Substanzen. Diese Lösung ist einmal durch den Einsatz von Technik zu bewerkstelligen, z. B. mit chemischen Katalysatoren, oder Bakterien werden genetisch so verändert, dass diese den Job als Umweltretter übernehmen können. Wissenschaftler des Weizmann Instituts in Israel konnten E.-coli-Bakterien trainieren, das Kohlendioxid aufzunehmen und daraus Zucker zu produzieren. Den Bakterien wurde ein künstlicher Stoffwechselmechanismus eingebaut, damit bekamen die Keime Appetit auf CO_2. Nach einigen Probeläufen ist es gelungen, dass die Bakterien Kohlenwasserstoffe aus CO_2 produzieren. Diese dienen als Grundlage für Zucker. Noch weitere Forschung ist nötig, um diesen Prozess in großem Stil umzusetzen.

Sind Lebensmittel mit Zuckeralternativen besser?

Das lässt sich nicht pauschal beantworten, wie nachfolgende Tabelle zeigt. So enthält Orangenmarmelade mit Trauben- und Dattelsaftkonzentrat mehr Zucker als die Variante mit Zucker. Beim zuckerbewussten Einkauf daher immer auf das Etikett schauen.

Vergleich Zucker und Zuckeralternativen in Lebensmitteln

Lebensmittel	Zuckerart und -alternativen laut Zutatenliste	Nährwertangaben/ Zuckergehalt pro 100 g
Orangen-marmelade	Trauben- und Dattel-saftkonzentrat	51 g
	Zucker	46,8 g
Rotkohl	Agavendicksaft	6,3 g
	Glukose-Fruktose-Sirup	7,3 g
Ketchup	Zucker	22,8 g
	Sucralose	5,1 g
	Agavendicksaft	17 g
	Fruchtzucker	11,7 g
Limonade	Zucker	9,1 g
	Traubensüße	7,5 g
	Zucker, Gerstenmalz	5 g
	Agavensirup	8,6 g
Fruchtjoghurt	Zucker, Saftkonzen-trat, modifizierte Stärke	10,7 g
	nur Süße aus Früchten	5 g
Früchtemüsli	kein Zuckerzusatz	22 g
	Zucker, Gersten-malzextrakt	27 g

Versteckten Zucker erkennen

Zucker oder kein Zucker? Bei vielen industriell verarbeiteten Produkten fällt das nicht sofort ins Auge. Dies hat zur Bezeichnung »versteckte« Zucker geführt. Die Wirtschaftliche Vereinigung Zucker (WVZ) wehrt sich gegen diesen Begriff. Ihrer Meinung nach gibt es keine versteckten Zucker. So sei Zucker auf den Verpackungen transparent gekennzeichnet. Die Verbraucherzentralen sehen das anders. Sie kritisieren, viele Verbraucher könnten die »verdeckten« süßenden Zutaten auf der Zutatenliste nicht als Süßmacher identifizieren. Tatsächlich sind es verwirrend viele. Mehr als 70 verschiedene Bezeichnungen finden sich für Zucker. Faustregel und gut zu merken: Alles, was auf -ose oder -sirup endet, ist ein Zucker.

ALLES, WAS SÜSS IST – DIE SÜSSMACHER IM ÜBERBLICK:

- **Zuckerarten**: z. B. Dextrin, Dextrose, Fruktose, Glukose, Laktose, Maltose, Raffinose, Saccharose, Weizendextrin, Maltodextrin

- **Süßes aus der Milch**: z. B. Süßmolkenpulver, Magermilchpulver
- **Sirupe**: z. B. Isoglukose, getrockneter Glukosesirup, Karamellsirup
- **Malzprodukte:** Malzextrakt, Gerstenmalz, Gerstenmalzextrakt

Zuckerarten: Dextrin, Dextrose & Maltodextrin

Hinter dem Trio steckt letztendlich nichts anderes als Glukosezucker. So ist Dextrin ein Abbauprodukt von Stärke z. B. aus Weizen. Es besteht aus einem Gemisch aus Viel- und Mehrfachzuckern sowie Glukose. Verwendung: als Verdickungs- und Bindemittel. Dextrose ist chemisch identisch mit Glukose.

BEI MALTODEXTRIN handelt es sich um ein Kohlenhydratgemisch, das aus Stärke (meist Kartoffel- oder Maisstärke) gewonnen wird. Es enthält unterschiedlich lange Glukoseketten und einen geringen bis mittleren Anteil an Einfach- und Zweifachzuckern. Dieser liegt bei handelsüblichen Maltodextrinen zwischen 3 und 20 g pro 100 g. Das weiße Pulver hat etwa den gleichen Energiegehalt wie Haushaltszucker und schmeckt kaum süß. Es dient als Füllstoff, z. B. in Kakaogetränkepulver, und zählt zu den Zusatzstoffen. Weitere Verwendung: zur Energieanreicherung in Produkten für Säuglinge, Sportler oder für Patienten mit erhöhtem Energiebedarf. Resistentes Maltodextrin ist relativ neu im Einsatz. Ähnlich wie Maltodextrin wird es aus Stärke durch Einwirken von Enzymen, Säure oder Hitze gewonnen. Es zählt zu den Ballaststoffen, ist im Gegensatz zu »normalem« Maltodextrin also unverdaulich. Damit erhöht es das Stuhlvolumen und fördert so die Verdauung.

Süßes aus der Milch

SÜSSMOLKENPULVER enthält die Bestandteile von Süßmolke in konzentrierter Form, auch den Milchzucker. 100 g liefern ca. 75 g Milchzucker.

MAGERMILCHPULVER besteht etwa zur Hälfte aus Milchzucker. Verwendung: z. B. in Süßwaren, Knabberartikeln, Soßen, Fertigpizzen und Käsezubereitungen, sogar in löslichem Kaffee. Enthält dieser Milchweißer, kann er zu einer richtigen Zuckerbombe werden, was manchem erst bei genauem Lesen der Nährwerttabelle auffällt. Das kritisiert die Verbraucherzentrale: Verbraucher, die nicht wissen, dass Milchpulver sehr viel Milchzucker enthält und Glukosesirup ein Bestandteil des Kaffeeweißers ist und nicht zwangsläufig einen hohen Zuckergehalt liefern muss, können sich durch den hohen Zuckergehalt in der Nährwerttabelle getäuscht fühlen.

Sirupe – die süßen Flüssigen

ISOGLUKOSE ist ein Zuckersirup und besteht aus einem Gemisch aus Glukose und Fruktose. Je nachdem, welcher Bestandteil überwiegt, heißt er Fruktose-Glukose-Sirup oder Glukose-Fruktose-Sirup. Glukose und Fruktose liegen hier isoliert vor, während sie bei Haushaltszucker chemisch miteinander verbunden sind. Noch vor ein paar Jahren durfte der Anteil an Isoglukose maximal 5 % am EU-Zuckermarkt ausmachen. 2017 hat die EU diese Quotenregelung aufgehoben, womit es keine Beschränkung mehr gibt. Viele befürchten, dass Isoglukose nunmehr häufiger zum Einsatz kommt wegen ihrer vielen technologisch günstigen Eigenschaften. Der Sirup verbessert z. B. Stabilität und Haltbarkeit von Produkten, verhindert bei Süßwaren die Kristallisation des Zuckers und das Anhaften von Bonbons am Verpackungspapier.

GLUKOSE-FRUKTOSE-SIRUP hat eine höhere Süßkraft als Haushaltszucker und wird als Süßungsmittel in einer Reihe von Lebensmitteln eingesetzt, wie Fruchtjoghurt, Limonaden, Konfitüren und Süßwaren. Der Fruktosegehalt darf laut Gesetz bis zu 50% betragen.

IN FRUKTOSE-GLUKOSE-SIRUP liegt er über 50%. Fruktosesirupe mit mehr als 55% Fruktose werden hierzulande laut einer Mitteilung des Verbands der Getreide-, Mühlen- und Stärkewirtschaft (VGMS) nicht produziert. Auf dem Etikett ist das leider nicht zu erkennen – denn der Fruktosegehalt muss nicht extra deklariert werden.

WICHTIG: Laut Bundesinstitut für Risikobewertung (BfR) liegen bei den derzeit häufig verwendeten Isoglukose-Varianten Glukose und Fruktose in ungefähr vergleichbaren Mengen vor. Wie die European Starch Industry Association (Starch Europe) auf ihrer Website erklärt, beträgt der Fruktosegehalt des Sirups in der EU normalerweise 20–30%, laut VGMS liegt er in Deutschland meist zwischen 9 und 35% – also weniger als bei Haushaltszucker. In den USA ist das anders, der Fruktosegehalt ist dort in der Regel deutlich höher. Ob Glukose-Fruktose-Sirup oder Fruktose-Glukose-Sirup, er heißt dort grundsätzlich High Fructose Corn Sirup wegen seiner wichtigsten Zutat, dem Mais. Er findet sich hauptsächlich in zwei Varianten: mit einem Fruktosegehalt von 55% (HFCS 55) beziehungsweise von 42% (HFCS 42). Amerikanische Studien beziehen sich demnach häufig auf einen Sirup mit deutlich höherem Fruktosegehalt – auf einen Sirup also, der bei uns bislang (noch) keine große Relevanz hat. Dies belegt unser kleiner Test (siehe Kasten).

GESUNDHEITLICHE EINSCHÄTZUNG: Ist Isoglukose für die Gesundheit gefährlicher als Haushaltszucker? Nein, sagt das Bundesinstitut für Risikobewertung (BfR). Das Risiko ist ähnlich zu bewerten, solange beim eingesetzten Sirup die Glukose und Fruktose in vergleichbarem Mischungsverhältnis wie bei Saccharose, nämlich 50

Unser Test: Wie viel Fruktose steckt in unserer Limonade?

Eine Stichprobe mit einer Auswahl an 95 unterschiedlichen Limonaden/Erfrischungsgetränken aus Deutschland ergab, dass

- 5 davon mit Fruktose/-sirup und
- 8 davon mit Glukose-Fruktose-Sirup gesüßt waren.

Die Gegenüberstellung einer weltweit vergleichbaren Limonadenmarke ergab:

- aus Deutschland: 9 g Zucker
- aus Spanien: 4,5 g Zucker plus einer Kombination an Süßstoffen
- aus den USA: 15,5 g Fruktose-Mais-Sirup

Fazit: Fruktosesirup findet sich nur vereinzelt in unseren Limonaden, diese werden hauptsächlich mit Haushaltszucker gesüßt. Ein internationaler Limocheck zeigt, dass jedes Land seine eigenen Rezepturen hat und besonders die USA den Fruktosesirup zum Süßen einsetzen.

zu 50 vorliegen. Zugleich fordert das BfR aber: Sollten in verarbeiteten Lebensmitteln Isoglukose-Varianten mit deutlich höherem Anteil an Fruktose zum Einsatz kommen, ist darauf hinzuweisen, dass der Verzehr hoher Mengen an Fruktose ungünstige Auswirkungen auf den Stoffwechsel haben kann. Laut der bereits zitierten Studie der University of California (siehe Seite 78) scheint der Konsum von Maissirup mit hohem Fruktosegehalt, wie er in den USA üblich ist, genauso schädlich zu sein wie der Konsum von Fruktose allein. Im Hinblick auf einige Risikofaktoren für Herzkrankheiten erwies sich der Zuckermix des Sirups sogar noch nachteiliger als Fruktose pur.

INVERTZUCKER UND INVERTZUCKERSIRUP: Ähnlich wie Isoglukose handelt es sich bei Invertzucker um eine Mischung aus Glukose und Fruktose. Der Unterschied: Invertzucker wird durch Zerlegung von Saccharose hergestellt, Isoglukose dagegen durch eine teilweise Umwandlung von Glukose in Fruktose. Invertzucker lässt sich zu Flüssigzucker, Invertzuckercreme (früher Kunsthonig genannt) oder Invertzuckersirup weiterverarbeiten. Invertzuckersirup hat eine gelbliche Farbe und eine höhere Süßkraft als Saccharose. Produkte mit Invertzuckersirup bleiben länger geschmeidiger und flüssiger als Produkte mit Saccharose. Ein Effekt, den sich z. B. die Speiseeis-Industrie zunutze macht. 100 g Sirup enthalten einem Produktbeispiel zufolge ca. 80 g Zucker.

STÄRKESIRUP ist identisch mit Glukosesirup, bei Maisstärke als Basis wird er auch als Maissirup (corn syrup) bezeichnet. Dabei handelt es sich um ein farbloses Gemisch aus hauptsächlich Glukose, dazu Maltose und Vielfachzucker, die Oligosaccharide. Es kann geringe Mengen an Fruktose enthalten, maximal dürfen es 5 % der Trockenmasse sein. Verwendung: z. B. in Lebkuchen, Marzipan, Speiseeis. Bei der Bonbonherstellung ermöglicht der Stärkesirup das Ziehen von hauchdünnen Fäden, daher heißt er auch Bonbonsirup. Nährwerte eines Produktbeispiels für flüssigen Glukosesirup: 100 g lieferten hier ca. 82 g Kohlenhydrate, davon 25 g Zucker.

KARAMELLSIRUP ist im einfachsten Fall eine Mischung aus Kristallzucker, Wasser, Vanilleextrakt und Salz. Hierzu wird der Zucker zu Karamell geschmolzen, mit Wasser vermischt und aromatisiert. Industriell gefertigt enthält er oft noch Invertzuckersirup, dazu als Säuerungsmittel Zitronensäure sowie Aromen. Beliebt zum Verfeinern von Kaffeespezialitäten wie Latte Macchiato, aber Achtung: pro 100 g enthält er je nach Produkt ca. 75–80 g Zucker.

Sirup ist nicht gleich Sirup. Glukosesirup ist nicht so zuckerreich wie vielleicht gedacht und enthält kaum Fruktose, weniger sogar als Haushaltszucker. In puncto Leber ein Vorteil – allerdings ist auch hier die zugeführte Gesamtmenge entscheidend. Fruktose-Glukose-Sirup mit seinem hohen Fruktosegehalt wird bisher bei uns kaum eingesetzt – das sollte vorsorglich so bleiben. Das Beispiel Karamellsirup zeigt, solche Sirupe sollten besonderen Genussmomenten vorbehalten bleiben. ——

Malzextrakt

Ausgangsstoff hierfür sind Getreidekörner, die zum Keimen gebracht werden. Dadurch bauen sich Eiweiße und Stärke im Korn zu Zuckerstoffen (vor allem Malzzucker), Aminosäuren und weiteren löslichen Stoffen ab. Malzextrakt hat eine sirupartige Konsistenz und ist etwa halb so süß wie Haushaltszucker. In Fertigmehlen, Backmischungen und Backmitteln intensiviert es Geschmack und Aroma, fördert die Triebkraft von Hefe, Teige lassen sich leichter kneten. Malzextrakt kann auch eine Zutat in Brotaufstrichen sein. 100 g Malzextrakt liefern ca. 68 g Kohlenhydrate, davon ca. 8 g Zucker.

Was steht denn da? Zutatenlisten richtig lesen

Um sich über ein Produkt zu informieren, ist die Zutatenliste hilfreich. Denn sie liefert einen ersten Anhaltspunkt über die darin enthaltene Zuckermenge: In der Zutatenliste müssen alle Zutaten nach dem Gewichtsanteil in absteigender Reihenfolge aufgelistet sein. Die Zutat mit dem größten Gewichtsanteil steht an erster Stelle, die mit dem geringsten zuletzt.

Zuckerkennzeichnung

Seit Dezember 2016 sorgt die sogenannte Nährwertkennzeichnung, die auf verpackten Lebensmitteln verpflichtend aufgedruckt sein muss, für mehr Durchblick. Verwirrend ist, dass sich die Bezeichnungen für Zucker in der Zutatenliste vom Zucker in der Nährwerttabelle unterscheiden können.

IN DER ZUTATENLISTE sind alle Zuckerarten einzeln aufgeführt. Steht dort »Zucker«, so ist damit der Rüben- oder Rohrzucker (Saccharose) gemeint. Es können jedoch noch andere Süßmacher im Produkt enthalten sein, z. B. Sirupe, Maltodextrine oder Dicksäfte. Sollten diese den Zucker ersetzen, dann stehen sie in der Regel weiter unten im Zutatenverzeichnis – obwohl sich an der Zuckermenge nicht unbedingt etwas geändert hat. Das ist nicht erkennbar. Denn Hersteller sind nicht verpflichtet, die verwandte Menge der einzelnen Zuckerarten anzugeben. Auch nicht in der Nährwerttabelle.

DIE NÄHRWERTTABELLE gibt die Gesamtzuckermenge an (total sugars): Diese setzt sich aus allen im Produkt enthaltenen Mono- und Disaccharide zusammen – das sind alle zugesetzten Zucker plus die bereits im Produkt vorhandenen, natürlichen Zucker. Die Angabe erfolgt so: z. B. 56,8 g Kohlenhydrate, davon 31,2 g Zucker

Durchschnittliche Nährwerte	pro 100 g	pro Riegel (50 g)
Energie	1828 kJ/437 kcal	914 kJ/218 kcal
Fett	18,2 g	9,1 g
davon ges. Fettsäuren	9,2 g	4,6 g
Kohlenhydrate	56,8 g	28,4 g
davon Zucker	31,2 g	15,6 g
Protein	11,6 g	5,8 g
Salz	0,64 g	0,32 g

Auch bei vermeintlich gesunden Müsliriegeln lohnt ein Blick auf die Zutatenliste. Oft sind sie kohlenhydrat- und auch zuckerreich.

(siehe Abbildung). Die Menge an zugesetztem Zucker lässt sich folglich der Verpackung nicht entnehmen.

Natürlich – nicht unbedingt besser

Neben den gesetzlich geregelten Werbeaussagen finden sich auf Lebensmittelverpackungen Botschaften, die mitunter irreführend sein können, selbst für versierte Etikettenleser. Zum Beispiel:

- »Natürliche Fruchtsüße«, »Süße nur aus Früchten« oder »natursüß«: Das heißt nicht ungesüßt. Dahinter kann sich im Gegenteil sogar ein hoher Fruchtzuckergehalt verbergen.

- »Weniger süß« ist keine Aussage über den tatsächlichen Zuckergehalt eines Produkts. Es bedeutet nicht zwangsläufig, dass weniger Zucker verarbeitet wurde.
- »Mit Traubenzucker« ist nicht automatisch die gesündere Wahl – durch die geringere Süßkraft von Traubenzucker wird womöglich mehr davon zugegeben. Das erhöht die Energiemenge.

Was heißt zuckerfrei?

Im Anhang zur Verordnung (EG) Nr. 1924/2006 des europäischen Parlaments und Rates über nährwert- und gesundheitsbezogene Angaben sind die Bedingungen genau geregelt.

ZUCKERARM: Danach darf ein Produkt nur dann als »zuckerarm« ausgelobt werden, wenn es nicht mehr als 5 g Zucker pro 100 g Lebensmittel enthält oder im Fall von flüssigen Lebensmitteln nicht mehr als 2,5 g Zucker pro 100 ml.

ZUCKERFREI: Die Angabe »zuckerfrei« ist nur zulässig, wenn das Produkt nicht mehr als 0,5 g Zucker pro 100 g beziehungsweise 100 ml enthält. Bei einem Zuckerzusatz kleiner oder gleich 0,5 g pro 100 g dürfen die Angaben »0 g« oder »< 0,5 g« verwendet werden. Mengen unter 1 g machen ernährungsphysiologisch keinen Unterschied. Sie brauchen nicht beachtet zu werden.

OHNE ZUCKERZUSATZ: Der Hinweis »ohne Zuckerzusatz« darf nur benutzt werden, wenn das betreffende Produkt keine zugesetzten Mono- oder Disaccharide und auch kein anderes Lebensmittel enthält, das süßend wirkt, z. B. Honig oder Fruchtsirup. Aber aufgepasst: »ohne Zuckerzusatz« bedeutet nicht automatisch »zuckerfrei«. Denn viele Produkte liefern trotzdem viele Zucker – nur unter anderem Namen. Auch enthalten Lebensmittel von Natur aus Zucker, beispielsweise Naturjoghurt. Hilfreich: Wenn in diesen Fällen auf dem Etikett zusätzlich der Hinweis steht: »enthält von Natur aus Zucker«. Und übrigens: Die Angabe »ohne Zuckerzusatz« bezieht sich nicht auf Süßstoffe und Zuckeraustauschstoffe – diese dürfen zugesetzt werden.

OHNE ZUSATZ VON SÜSSUNGSMITTELN bedeutet, dass weder Süßstoffe noch Zuckeraustauschstoffe (Oberbegriff Süßungsmittel) im Produkt enthalten sind – Zucker oder andere süßende Zutaten können dagegen schon darin sein.

Die Angaben »zuckerfrei« oder »ohne Zuckerzusatz« besagen also nicht, dass im Produkt keine Zucker sind. Rechtlich ist das zulässig, aber auch für aufgeklärte Verbraucher mitunter verwirrend. Wer es genau wissen möchte, sollte daher die Zutatenliste und die Nährwerttabelle sehr genau lesen. ——

ÜBRIGENS – SEHR WENIG BIS KEINEN ZUCKER ENTHALTEN:

- Nüsse, Samen und Kerne (Mandeln, Chiasamen, Sonnenblumenkerne …)
- Fisch, Fleisch und Eier (unverarbeitet und ohne fertige Marinaden)
- naturbelassene Milchprodukte wie Käse
- Öle und Fett (Butter, Kokosöl, Olivenöl …)
- frische oder getrocknete Kräuter (Schnittlauch, Petersilie …)
- Mineralwasser, ungesüßter Kaffee oder Tee

Einkaufen mit dem Nutri-Score

Der große Vorteil der fünfstufigen Farbskala besteht darin: Verarbeitete Lebensmittel derselben Produktgruppe lassen sich im Nährwert auf einen Blick vergleichen, z. B. Früchtemüsli mit zuckerreduziertem Früchtemüsli. Oder klassisch gesüßter Fruchtjoghurt mit einer zuckerreduzierten Produktalternative. Lebensmittel mit hohem Zuckergehalt werden dementsprechend negativ eingestuft. So erhält etwa ein Produkt mit weniger Zucker ein hellgrünes B, das stärker gezuckerte Produkt ein gelbes C. Ob Aromastoffe oder Süßungsmittel darin enthalten sind, wird bei der Berechnung des Nutri-Scores nicht berücksichtigt. Aus diesem Grund schneidet eine Cola light im Nutri-Score-Vergleich besser ab als eine Fruchtschorle – hier steht eine B-Wertung einem C oder sogar D gegenüber. Zwar beeinflusst der Fruchtgehalt der Schorlen den Nutri-Score günstig, doch mit steigendem Fruchtanteil wird das Mixgetränk zunehmend zucker- und energiereicher. Wasser ist aktuell übrigens das einzige Getränk, das ein dunkelgrün unterlegtes A tragen darf – eindeutig, Wasser pur ist zum Durstlöschen die beste Wahl.

Fertigprodukte mit viel Zucker

Donuts mit Zuckerguss, Hefeschnecke mit Zuckerstreusel – sichtbaren Zucker einsparen, ist leicht. Anders bei vielen Fertigprodukten und Getränken. Diese entpuppen sich mitunter als wahre Zuckerbomben. Mit nur einem Muffin aus dem Coffeeshop kann die täglich akzeptable WHO-Zuckermenge schon fast erreicht oder sogar überschritten sein. Tiefgekühlte Pizza kann ebenfalls viel Zucker enthalten – doch nicht jedes Produkt. In der gesuchten Kategorie findet sich fast immer ein Produkt mit weniger Zucker. Deshalb lohnt es sich, beim Einkauf auf das Nährwertverzeichnis zu schauen.

FOLGENDE FERTIGPRODUKTE SIND ZUCKERREICH:

- Apfelsaft (100 %, aus Apfelkonzentrat): 100 g in 1 Liter
- Apfel-Rotkohl: 11 g pro 100 g
- Balsamico-Creme: 50 g pro 100 g
- Barbecue-Sauce: 18–36 g pro 100 g
- Cerealien, gezuckert: durchschnittlich 8 g pro 50 g
- Chutney: 43–65 g pro 100 g
- Colagetränk: 20 g pro Glas (200 ml)
- Cookies: 33–39 g pro 100 g
- Dosenmandarinen, leicht gezuckert: 14 g pro 100 g
- Eiersalat: 5 g pro 100 g
- Eistee: 12 g pro Glas (200 ml)
- Essiggurken: 8–12 g pro 100 g
- Fruchtgummi: 41–63 g pro 100 g
- Fruchtjoghurt: 15–20 g pro Becher (150 g)
- Heringssalat: 6 g pro 100 g
- Joghurtdressing: 8 g pro 50 g

- Kinderfrühstücksflocken: durchschnittlich 29 g pro 100 g
- Kondensmilch: 22 g in einer 200-ml-Dose
- Konfitüre: 15 g pro 30-g-Portion
- Krautsalat: 9–12 g pro 100 g
- löslicher Kaffee mit Milchweißer: 44 g in 100 g Kaffeepulver
- Milchschokolade: 8 g pro 20-g-Portion
- Müsliriegel mit Schoko: 34 g pro 100 g, ohne Zuckerzusatz 1,9 g pro 100 g
- Muffin aus dem Coffeshop: 24–37 g pro Stück
- Orangensaft aus Orangensaftkonzentrat: 16–18 g pro Glas (200 ml)
- Pizza mit Salami, tiefgekühlt: je nach Hersteller 8–19 g pro Pizza
- Schokolade, Edelbitter, 70 % Kakao: 5,6 g pro 20 g Portion
- Schokoladenpulver: 12 g pro 15-g-Portion
- Tonic Water: 17 g pro Glas (200 ml)
- Wasabi-Erdnüsse: 9 g pro 100 g
- Zitronenlimonade: 18 g pro Glas (200 ml)

FAQs – häufige Fragen

Ist Obst gesund?

Definitiv ja. Für Gesunde sind zwei Hände voll Obst pro Tag perfekt, so lautet die goldene Ernährungsregel. Früchte punkten mit einer Fülle an Vitaminen, Mineralstoffen, Ballaststoffen und gesundheitsförderlichen sekundären Pflanzenstoffen, wie Farb- und Aromastoffen. Außerdem gibt es Hinweise darauf, dass Pflanzenstoffe, Vitamin C und weitere Antioxidanzien sogar vor den Krankheiten schützen, die ein Zuviel an Fruchtzucker mitverursachen kann.

Aber Früchte enthalten doch viel Fruktose, oder?

Der Fruchtzuckergehalt ist abhängig von der Sorte und dem Reifegrad. Früchte mit niedrigem Gehalt sind Himbeeren, Zitrusfrüchte, Aprikosen, Pfirsiche, Nektarinen, Mangos, Zucker- beziehungsweise Honigmelonen oder Papaya. Größere Mengen stecken in Weintrauben, Süßkirschen, Äpfeln, Birnen und reifen Bananen. Ein Vorteil der süßen Früchte: Obstzucker wird im Verdauungstrakt aus den harten Pflanzenzellen langsam herausgelöst, anders als Zucker aus Säften oder Erfrischungsgetränken.

Und keine Sorge vor Fruchtzucker in Äpfeln und anderen Früchten – beim empfohlenen Obstverzehr bleibt die Fruktoseaufnahme im Rahmen und schadet der Gesundheit nicht. Das heißt, zwei Portionen täglich sind ok. Als Portionsmaß gilt praktischerweise die eigene Hand. Wer Heidelbeeren liebt, darf sich freuen: Sie punkten mit wenig Fruchtzucker.

Ist Trockenobst eine empfehlenswerte Alternative?

Kein frisches Obst verfügbar? Dann darf es auch Trockenobst sein. Vorausgesetzt, es liegen keine Fruchtzuckerunverträglichkeit, kein Prädiabetes und keine Anzeichen einer Fettleber vor. Die richtige Portionsgröße für Erwachsene: 20–30 g, das entspricht z. B. 5 getrockneten Pflaumen oder Aprikosen. Kleine Faustregel: Nicht mehr getrocknete Früchte essen, als man in frischer Form genießen würde. Denn die Nährwerte sind beachtlich. Frisch enthalten z. B. Aprikosen 50 kcal/100 g, getrocknet hingegen das Fünffache! Diese beträchtliche Differenz gilt auch für andere Trockenfrüchte. Sie sind damit ein kompakter Energiespender. Positiv sind die wertvollen Ballaststoffe sowie gesundheitsförderliche Phenolverbindungen. Zudem enthält Trockenobst präbiotische Bestandteile und ist damit ein prima Futter für unsere Darmbakterien. Dies gilt besonders für Feigen und Datteln. Überraschenderweise konnte Feigenextrakt nach einer Mahlzeit den Blutzucker- und Insulinanstieg abschwächen, so ein Studienergebnis.

Aufgrund der positiven Eigenschaften ist die Forderung gerechtfertigt, Trockenfrüchte bei den WHO-Empfehlungen zur täglichen Zuckeraufnahme nicht mit einzubeziehen. Dennoch: Die Kalorien sollten berücksichtigt werden. Manchmal sind sogar Trockenfrüchte noch zusätzlich gesüßt. Ein Blick auf die Zutatenliste lohnt sich daher.

Sind Fruchtsäfte und Smoothies ok?

Jein, es kommt auf die Menge an. Die Empfehlung der »5-am-Tag«-Kampagne lautet: Eine der beiden täglichen Obstportionen lassen sich auch durch ein Glas Fruchtsaft mit 100% Fruchtgehalt oder ein Glas Smoothie ersetzen. Tatsache ist, dass Fruchtsäfte einen ähnlich hohen Zuckergehalt haben wie gesüßte Limonaden & Co. Dies gilt auch für manche Smoothies. Die Frage: »Haben natürliche Fruchtsäfte ähnlich negative Effekte auf den Stoffwechsel wie süße Erfrischungsgetränke?« lässt sich bislang aufgrund der uneinheitlichen Studienlage nicht schlüssig beantworten. Viele Eltern sind der Meinung: Saft ist gut für mein Kind. Hierzu äußert sich der Münchner Kinderarzt Berthold Koletzko gegenüber der medizinischen Online-Plattform Medscape unmissverständlich: Fruchtsaft sei für Kinder wie Champagner für Erwachsene. Zu viel davon ist ungesund. Noch wüssten zu wenige Eltern, dass Fruchtzucker sich auf den Fett- und Leberstoffwechsel nachteilig auswirkt und Zucker aus Saft sehr viel schneller in den Blutkreislauf gelangt als beim Verzehr von ganzen Früchten. Zudem sättigen Säfte nicht, Apfel, Orange, Erdbeere dagegen schon. Kinder sollten folglich zum Durstlöschen nicht Saft, sondern ausschließlich Wasser trinken. Nicht nur für die Kleinen, sondern auch für die Großen eine gute Idee! Gegen maßvollen Genuss von Fruchtsaft pur oder gemischten Säften ist jedoch nichts einzuwenden, wie ein aktuelles Review zeigt.

Macht Zucker Kinder hyperaktiv?

Wenn Softdrinks und zuckerreiche Lebensmittel einen sehr großen Anteil der Energiezufuhr ausmachen, ist das zumindest nicht völlig von der Hand zu weisen. So gibt es neue, allerdings noch nicht gesicherte Forschungshinweise, dass eine Kost mit viel Zucker und gesättigten Fetten das Risiko für die neurologische Störung mit den typischen Symptomen Unaufmerksamkeit, Impulsivität und Hyperaktivität erhöhen könnte. Die Ursache dafür sehen Wissenschaftler in der Evolution des Menschen. Die Hypothese: Fruktose senkt den Energievorrat in den Zellen und löst damit ähnlich wie bei Hunger eine Nahrungssuche aus. Diese wiederum stimuliert Risikobereitschaft, Impulsivität, schnelles Entscheiden und Aggressivität, um so das Beschaffen von Lebensmitteln zu unterstützen. Das Erlegen eines Mammuts erforderte schließlich Kraft, Mut und Ausdauer. Der Fruktoseweg hatte demnach das Ziel, das Überleben der Menschheit zu sichern. Was Hunderttausende von Jahren sinnvoll war, ist in Überflusszeiten eher nachteilig. Denn die heute übliche, permanente, übermäßige Zuckerzufuhr könnte zu einer Überaktivierung dieses Prozesses und damit verbunden zu verändertem Verhalten führen. Das Risiko für ADHS, bipolare Störungen und Aggressionen könnten die Folgen sein, das vermuten Wissenschaftler der University of Colorado. Zucker sei zwar nicht direkt schuld an impulsivem Verhalten, möglicherweise leiste er aber einen Beitrag dazu. Was nehmen wir daraus mit? Die Zuckermenge bei Kindern im Auge behalten und dabei die richtige Balance finden. Nicht alles strikt verbieten, aber nicht jeden Tag zum süßen Event machen. Süßgetränke meiden.

Bekomme ich von Schokolade Pickel?

Schokolade, aber auch andere Süßigkeiten enthalten viel Fett und Zucker. Die Kombination fett plus süß scheint der Haut nicht gut zu tun und Akne auszulösen. Dies zeigt zumindest die Analyse der Daten von fast 24.500 Probanden, die Teil der seit 2009 laufenden NutriNet-Santé-Studie in Frankreich sind. In der Querschnittstudie mit einem Anteil von 75 % Frauen lag das Alter bei durchschnittlich 57 Jahren. Knapp die Hälfte berichtete von aktuell bestehender oder früherer Akne. Es fehlen allerdings Studien, die untersuchen, ob eine

Ernährungsumstellung mit wenig Zucker Akne sichtbar bessert. Ein Eigenversuch ist es sicherlich wert.

Ist Bitterschokolade beim Naschen die gesündere Wahl?

Dunkle Schokolade ist vorteilhafter als Milchschokolade. Laut Ernährungsmediziner Professor Wechsler aus München lässt sie den Blutzucker langsamer ansteigen und stillt das Appetitgefühl schneller. Weil sie einen höheren Anteil an Kakaomasse enthält, liefert sie vor allem aber weniger Zucker. Außerdem soll sie erhöhte Cholesterinwerte senken. Sie enthält zwar mehr an Fett, macht das aber durch den Gehalt an sekundären Pflanzenstoffen plus Kupfer aus dem Kakao ernährungsphysiologisch wieder wett.

Macht Zucker Kopfweh?

In den letzten Jahren hat sich das Verständnis von Migräne deutlich gewandelt. Wir wissen heute: Migräne ist eine Erkrankung des Gehirns und beruht meist auf einer familiären Veranlagung. Experimentellen Untersuchungen zufolge haben Migränepatienten ein sehr hohes Aufmerksamkeitsniveau – was grundsätzlich positiv ist. Dadurch können sie Reize aber nicht so gut ausblenden und abschalten. Mit der Folge, dass ihr Gehirn einen ständig erhöhten Energiebedarf hat. Dies erklärt, warum das Auslassen einer Mahlzeit eine Migräneattacke auslösen kann. Was eine Attacke triggert, ist allerdings bei jedem Patienten individuell. Bei manchen sind es Schlafstörungen, Stress, intensives Licht, Menstruation oder strenge Gerüche. Bei anderen ist es der Kaffee, Alkohol, glutamat- beziehungsweise histaminhaltige Speisen oder auch Schokolade. Nur eine Studie beschäftigte sich bisher mit dem Einfluss der typischen »Western Diet«. Diese zeigte, dass Menschen mit diesem ungünstigen Ernährungsmuster häufiger Migräneattacken erlitten als Menschen mit einem günstigen Ernährungsmuster. Eine spezielle Migräne-Diät gibt es bislang zwar nicht. Regelmäßig essen, vielseitig und bunt, kann jedoch grundsätzlich empfohlen werden. Ganz wichtig ist, einen spezialisierten Schmerztherapeuten aufzusuchen und sich entsprechend beraten zu lassen.

Lässt uns Zucker schneller altern?

»Zucker aktiviert die Alterungsprogramme in Ihrem Körper«, so wird der Kinderarzt Dr. Peter Lustig in der New York Times zitiert. »Je mehr Zucker du isst, desto schneller alterst du.« Das klingt drastisch. Erklärt wird das Turbo-Altern mit Protein-Zucker-Komplexen, sogenannten fortgeschrittenen Glykierungsprodukten, kurz AGEs. Sie entstehen im Stoffwechsel, wenn Proteine, Lipide oder Nukleinsäuren auf Zucker treffen. Ein normaler Alterungsprozess. Sind aber die Blutzucker- sowie die Fettspiegel erhöht, entstehen mehr dieser Komplexe. Das Problem: Die Zellfunktion von Kollagen, das in den Gefäßwänden und in der Haut vorkommt, nimmt dadurch Schaden. Infolgedessen verliert die Haut ihre Elastizität und altert vorzeitig. Als Auslöser steht auch unsere typisch westliche Kost mit viel Zucker und gesättigten Fetten unter Verdacht. Weitere Faktoren, die AGEs verursachen können, sind Grillfleisch, UV-Bestrahlung, Zigarettenrauch sowie Luftverschmutzung. Es ist also nicht der Zucker allein, sondern der gesamte Lebensstil inklusive Lebensumstände, die unsere Haut unter Umständen im Zeitraffer altern lassen.

Zuckerentwöhnung – so fällt es leichter

Zucker weg, von jetzt auf gleich? Das ist radikal und lässt sich schwer durchhalten. Eine sanfte Ernährungsumstellung fällt dagegen leichter und ist auf Dauer angelegt. Darum geht es: zunächst ein Bewusstsein für Zucker zu bekommen und ein paar einfache Maßnahmen und Gewohnheiten für sich zu entwickeln. Dazu ein paar der folgenden Ideen auswählen und ein, zwei Wochen lang ausprobieren. Praktisch heißt das, die Anzahl der zuckerreichen Lebensmittel auf dem Speiseplan zu reduzieren oder sie zu verdünnen – und das dann so beibehalten.

Challenge vorbereiten

ZUCKERKONSUM DOKUMENTIEREN: Wer sein Essen über ein paar Wochen hinweg aufschreibt, hat eine bessere Kontrolle und lernt schnell, wo, wie und welche ungünstigen Lebensmittel verzehrt werden. Zum Beispiel das alltägliche Naschwerk aus der Süßigkeitenschale im Lehrerzimmer oder die Gummibärchen vom Schreibtisch der netten Kollegin. Bei dieser ehrlichen Selbstkontrolle lassen sich kleine Snacksünden entlarven, die sonst unentdeckt bleiben.

Die Zuckergrenze: nicht mehr als 10% der Tagesenergie

Alter in Jahren	Täglicher Energiebedarf in kcal	Tägliche Zuckerhöchstmenge in g	Zuckerhöchstmenge in TL (= 4 g) ca.
1–4	1100–1300	27,5–32,5	7–8
4–7	1300–1600	32,5–40,0	8–10
7–10	1500–1900	37,5–47,5	9–12
10–13	1700–2200	42,5–55,0	11–14
13–15	1900–2600	47,5–65,0	12–16
15–19	2000–3000	50,0–75,0	13–19
Erwachsene	1700–2800	42,5–70,0	11–18

PRODUKTE CHECKEN, EINKAUF PLANEN: Vorräte und häufig eingekaufte Produkte in aller Ruhe zu Hause einem kleinen Zuckercheck unterziehen. Wenn das häufig eingekaufte Lebensmittel gerade nicht zur Hand ist, einfach entsprechende Produktangebote in Onlineshops durchstöbern. Dabei Zutatenliste und Nährwerttabelle genau unter die Lupe nehmen und Produkte beim nächsten Einkauf ggf. gegen weniger süße oder zuckerfreie Varianten austauschen. Das neue Label, der Nutri-Score oder die Ampelcheckkarte der Verbraucherzentrale (Seite 246) helfen dabei:

Frische Früchte einkaufen oder TK-Früchte ohne Zuckerzusatz als Reserve in den Gefrierschrank legen. Aufgepasst: Obstkonserven, aber auch tiefgefrorenem Obst oder Kompott wird häufig Fruchtzucker zugesetzt, um das Fruchtaroma zu betonen und einen intensiveren Geschmack zu erzielen. Ebenfalls hilfreich: Einkaufszettel schreiben und nicht hungrig in den nächsten Supermarkt eilen. Beides bewahrt vor süßen Spontankäufen. Keine Vorräte an Süßigkeiten anhäufen.

NEUES AUSPROBIEREN: Sich eine Auswahl an Rezepten ohne oder mit wenig Zucker zusammenstellen. Selbst kochen und backen erleichtert das zuckerarme Leben kolossal. Denn es hat den großen Vorteil, dass sich Zucker ganz nach eigenem Gusto minimieren lässt. Apfelmus lässt sich ohne jeden Zuckerzusatz selbst zubereiten – und schmeckt trotzdem süß! Und noch eine Idee: Grillsaucen oder Mango Chutneys – gekauft oft typische Zuckerbomben – lassen sich mit weniger Zucker eingekocht auch auf Vorrat herstellen. Mit Freunden zusammen macht das noch mal so viel Spaß!

FRÜHSTÜCKSGEWOHNHEITEN ÜBERPRÜFEN: Bisher nur Marmeladenbrötchen zum Frühstück? Die erste Mahlzeit des Tages sollte nicht wie eine Süßigkeit schmecken. Viele vermeintlich gesunde Frühstücksprodukte sind häufig mit Zucker überfrachtet. Dies gilt besonders für diverse Müslimarken.

- Daher alternativ Fertigmüslis mit Haferflocken strecken oder – noch besser – Müsli aus Getreideflocken, Nüsse und Saaten nach Belieben selbst mischen und in einem Glas oder einer Dose aufbewahren. Wer Cornflakes liebt, gibt ungesüßte Varianten zu. Oder greift zu hausgemachtem Granola und experimentiert beim Rösten mit den Zuckermengen selbst.
- Auch der geliebte Fruchtjoghurt lässt sich durch Zugabe von Naturjoghurt »verdünnen«.
- Marmelade lässt sich mit weniger Zucker herstellen, auch im Supermarkt finden sich hier Alternativen. Oder stattdessen Quark, Ricotta

oder Frischkäse und etwas Nussmus aufs Brot streichen.

- Vollkornbrot schmeckt mit Frischkäse und frischen Früchten süß und lecker – ausprobieren!
- Wie wäre es mit pikantem Frühstück? Brot mit Käse und knackiger Rohkost (bei wenig Zeit abends bereits schnippeln), Rührei mit Schnittlauch. Auch hier ist alles eine Frage der Gewohnheit: In weiten Teilen der Welt, einschließlich großer Teile Asiens, ist das Frühstück eine herzhafte und keine süße Mahlzeit.

Familie einbinden, Kinder motivieren

Das ist wichtig, damit alle dauerhaft bei der Stange bleiben. Motivation ist alles.

7 STRATEGIEN

1. Alle über das Vorhaben informieren und dabei um Vorschläge zur Umsetzung bitten.
2. Gemeinsam einen Wochenspeiseplan aufstellen und dabei auch Kompromisse zulassen.
3. Kindern fällt die Umstellung leichter, wenn sich die Eltern selbst vorbildlich verhalten.
4. Wenn Kinder im Grundschulalter nicht gleich mitziehen, hilft es, ein Spiel daraus zu machen, z. B.: Für jeden eingesparten Zucker pro Mahlzeit oder Getränk jeweils eine Murmel in ein großes Glas zu geben. Sind so und so viele Murmeln zusammen, gibt es eine kleine Belohnung.

5 Kinder als Zuckerdetektive den Zucker auf diversen Lebensmittelpackungen aufspüren lassen, jüngere Kinder dabei unterstützen.
6 Hartnäckige Limotrinker ermuntern, ihr Lieblingsgetränk mit Wasser zu verdünnen und den Wasseranteil langsam zu steigern. Wasser attraktiv machen, mit Fruchtspießchen garnieren, tolle Gläser dafür verwenden, z. B. bedruckt mit dem Lieblingstier, Auto, Blümchen oder dem Vornamen des Kindes. Das kommt an, garantiert.
7 Nicht bewerten oder tadeln, das fördert nur heimliches Naschen, sondern bei entsprechendem Verhalten nicht mit Lob sparen. Es geht nicht darum, Kindern alles Süße zu verbieten, sondern sie in die Lage zu versetzen, sich selbstständig jeden Tag aufs Neue in unserer allgegenwärtigen süßen Umgebung zurechtzufinden und zu lernen, damit umzugehen.

Family-Zucker-Challenge

Ein Glas Wasser mit der gleichen Menge Zucker mischen, die sich in einem Glas Limo befindet: 20 g Zucker in 200 ml Wasser auflösen. Diese Zuckerlösung tritt gegen die Limo an. Sicher schmeckt die Limo besser, weil Aroma und Fruchtsäure die Süße überdecken. Dieser kleine Test zeigt, dass Zucker durch geschmackliche Maskierung toleriert wird.

Herausforderung starten und dabei bleiben

SÜSSSCHWELLE SENKEN DURCH DEN EINSATZ VON GEWÜRZEN Nelke, Zimt, Vanille, Chili, Süßholzwurzel, Kardamom, Muskat, Koriander, Tonka-Bohnen und Rohkakao. Diese Gewürze bringen Schärfe, sanfte Bitterkeit und etwas Süße mit. Und vor allem: Sie liefern Aroma und geben der Speise einen raffinierteren Geschmack als eben nur süß oder nur salzig. Gerade bei Desserts kann der etwas großzügigere Einsatz von Aromen helfen, die Zuckermenge zu senken. Gewürze sollten dabei möglichst frisch sein. Und wer es ganz perfekt haben will: Ganze Gewürze erst kurz vor der Zubereitung mörsern oder zerkleinern, dann sind die Aromen noch intensiver. Auch ein sanftes Erwärmen der Gewürze in etwas Butter oder Öl hebt den Geschmack und verleiht der Speise mehr »Aromen-Tiefe«.

HEISSHUNGER AUF SÜSSES? Hier hilft oft diese Strategie: ein Glas Wasser trinken oder sich einen Gewürztee zubereiten, dazu evtl. ein Stück Obst essen oder ein paar Mandeln oder Cashewnüsse knabbern, dabei möglichst gut kauen und die Süße darin bewusst wahrnehmen. Oder einen Naturjoghurt mit einem Teelöffel Mandelmus aus dem Glas verrühren und langsam genießen. Beides punktet mit viel Eiweiß. Und das ist generell hilfreich: Ausreichend Eiweiß macht schön satt und beugt Heißhunger vor. Mit viel Eiweiß punkten Fisch, Fleisch, Hülsenfrüchte, Tofu, Nüsse, Milchprodukte und vollwertiges Getreide.

Snackalternativen in petto haben: Denn auch Müsli- und Powerriegel können allzu leicht zu einem Dessert werden. Knäckebrot, Nüsse oder auch Popcorn ohne Zucker passen gut in die Büroschublade. Auch klein geschnittenes Obst und Gemüse pur oder mit Essig-Öl-Dressing lassen sich in einer gut schließbaren Dose überallhin mitnehmen.

Ablenkungsmanöver können helfen: Zähneputzen sorgt für ein Frischegefühl, lässt den Appetit auf Süßes dadurch in den Hintergrund treten. Immer gut: einen lieben Menschen anrufen. Kraft in der Natur tanken. Hobbys nachgehen. Oder ein entspannendes Vollbad nehmen.

TRICKS FÜR HARDCORE-SCHOKOHOLICS: Auf Bitterschokolade umsteigen. Diese enthält weniger Zucker und dazu gesundheitsförderliche Polyphenole. Einer Tafel 1, 2 Stückchen entnehmen, und den Rest gleich wieder wegpacken. Schokoladenstückchen auf einem netten, kleinen Teller anrichten und vielleicht gemeinsam mit einem Espresso oder einer schönen Tasse Tee schön langsam im Mund verschmelzen lassen. So ist weniger mehr!

6 STRATEGIEN ZUM UMGANG MIT DESSERTS UND KUCHEN:

1. Portionen etwas kleiner machen.
2. Oder: halbe Mengen des ausgewählten Rezepts zubereiten.
3. Desserts in Schälchen anrichten und keinen Nachschlag anbieten.
4. Kleine Teller nehmen, so sehen Portionen größer aus.
5. Reste gleich verschwinden lassen, z. B. durch Einfrieren oder Verschenken.
6. Sehr wichtig: Sich nicht alles Süße komplett versagen – die Torte zur Einschulung oder zum Geburtstag darf sein. Sich bewusst dafür eine Auszeit nehmen und genießen – bitte ohne jedes schlechte Gewissen! Wer sich nur kasteit, ist für Süßattacken geradezu prädestiniert.

LIFESTYLE OPTIMIEREN: Ausreichend schlafen ist wichtig. Denn bei Schlafmangel geraten die Hormone durcheinander, die Hunger und Sättigung regulieren. Fakt: häufige Schlafstörungen steigern den Appetitanreger Ghrelin und senken seinen Gegenspieler, das Leptin. Daher essen Menschen mehr, die schlecht schlafen. Auf Dauer macht das übergewichtig. Ebenfalls wichtig: entspannen und zur Ruhe kommen. Das macht weniger anfällig für Stressessen. Auch Bewegung ist gut: Sie ist nicht nur für alle Körperfunktionen enorm wichtig, sondern fördert unser psychisches Wohlbefinden. Regelmäßiges Training sorgt dafür, dass wichtige Hormone ausgeschüttet werden, z. B. Glucocorticoide, die den Körper vor den Folgen starker psychischer Belastungen und Entzündungen schützen. Hilfreich und unterstützend sind Kalorienzähler und Apps. Auch Fitnessarmbänder und die dazugehörigen Apps helfen zur Erreichung der persönlichen Ziele und können die Motivation unterstützen.

HILFT DIE MITTELMEERKOST BEI DER ZUCKERENTWÖHNUNG? Leichter von zu viel Zucker loskommen? Einer Studie zufolge kann die klassische Mittelmeerkost Einzelpersonen dabei helfen, auf Süßigkeiten und zuckerhaltige Getränke leichter zu verzichten. Die Einübung eines neuen Ernährungsmusters mit vielen frischen Zutaten, guten Ölen, Fisch und magerem Fleisch stellt eine gute Basis dar für den Start in ein neues, zuckerbewusstes Leben. Die Grundversorgung mit allen wichtigen Nährstoffen ist gewährleistet. Das schützt vor Krankheiten und Übergewicht.

Vorher/nachher – ein Vergleich:

ein Tagesspeiseplan, einmal mit typischem Gehalt an zugesetztem Zucker und einmal abgespeckt mit weniger Zucker

	Zugesetzter Zucker in g vorher		**Zugesetzter Zucker in g nachher**
Frühstück			
1 Scheibe Buttertoast	1	1 Scheibe Vollkornbrot	0
1 Teelöffel Butter	0	1 Teelöffel Butter	0
1 Teelöffel (6 g) Erdbeeraufstrich 40 % Frucht	2,8	1 Teelöffel (6 g) Erdbeeraufstrich 70 % Frucht	2,2
1 Fruchtjoghurt 150 g	21	1 Naturjoghurt mit Zimt und ½ Banane	0
Zwischendurch			
3 Butterkekse	3	150 g Heidelbeeren	0
Mittagessen			
Spaghetti	0	Spaghetti	0
Tomatensauce, (fertig im Glas)	5,7	Tomatensauce, selbst zubereitet	0
Blattsalat mit Fertig-Dressing, 20 g	1,6	Blattsalat mit Essig-Öl-Dressing, selbst zubereitet	0
150 g Schokopudding im Becher	19,5	150 g Pudding, selbst zubereitet mit angepasster Menge	10

	Zugesetzter Zucker in g vorher		Zugesetzter Zucker in g nachher
Nachmittags			
1 Stück Schoko-muffin 75 g	22,7	1 Stück Cup-cake, selbst ge-backen	1
Abendessen			
1 Scheibe Brot mit	0	1 Scheibe Brot mit	0
etwas Butter und Käse, 1 Tomate	0	etwas Butter und Käse, 1 Tomate	0
Fernsehsnack			
1 Handvoll Gummibärchen, 25 g	11,5	25 g Nüsse	0
total	48,4 g		13,2 g

Rezepte: Klassiker mit weniger Zucker

Wer liebt sie nicht: die leckeren Kuchen, Fruchtzubereitungen und Desserts? Leider nur schmackhaft mit viel Zucker? Nicht unbedingt. Hier gibt es unsere Vorschläge und Tricks zum Zucker sparen ohne Genussverlust. Versprochen.

Fruchtaufstriche, Fruchtdesserts und Chutneys

Für das Kochen von Früchten wird meist Gelierzucker verwendet. Das ist einfach und gelingt gut. Der Nachteil: Die Zuckermenge ist vorgegeben. Für alle Marmeladenliebhaber gibt es eine Lösung.

Der Geliermitteltrick

Gelier- und Verdickungsmittel geben Lebensmitteln eine cremige bis feste Konsistenz. Das ist nützlich für die Zubereitung von Suppen, Soßen, Desserts und Marmelade. Es gibt sie in Reinform zu kaufen oder als Mischungen. Ein Blick auf das Zutatenverzeichnis lohnt sich, weil sich in manchen Mischungen auch etwas Zucker hineinmogelt. Hier eine kleine Auswahl:

GELATINE erhältlich in Blatt- oder Pulverform, als Instantvariante oder als Geleepulver. Großer Nachteil: Gelatine besteht aus tierischem Eiweiß. Hergestellt aus Knochen, Häuten, Schwarten und Sehnen meist vom Schwein. Wer das nicht mag, hat Alternativen.

PEKTINE das sind langkettige Kohlenhydrate, die vielen Pflanzen als Gerüstsubstanz dienen. Vor allem enthalten sind sie in Früchten. Die Industrie nutzt getrocknete Apfeltrester und Zitronenschalen für die Produktion von Pektin. Gemeinsam mit Wasser, etwas Zucker und Fruchtsäure entsteht ein festes Gel. Fertiger Gelierzucker enthält meist Pektin. Es gibt auch reines Apfelpektin zu kaufen.

AGAR-AGAR wird auch japanische Gelatine genannt. Es handelt sich um einen Vielfachzucker aus den Zellwänden von Algen. Bereits kleinste Mengen davon sind ausreichend, um ein festes Gel zu erhalten. Agar-Agar ist geschmacksneutral, es geliert durch kurzes Aufkochen. Zu lange gekocht verliert es seine Bindefähigkeit. Für die Zubereitung von Süßspeisen, die keine Hitze vertragen, eignet sich Agar-Agar nicht. Agar-Agar entwickelt beim Kochen einen leichten Geruch »nach Meer«. Dieser verfliegt jedoch beim Abkühlen.

GUARKERNMEHL wird aus gemahlenen Samen der Guarpflanze gewonnen. Das Verdickungsmittel kann viel Flüssigkeit binden und Speisen stark zähflüssig machen. Zucker verringert jedoch die gelierende Wirkung. Der Vorteil: Guarkernmehl benötigt keine Hitze, um Speisen anzudicken. Es verleiht Eis, Suppen, Soßen und anderen Lebensmitteln eine cremige Konsistenz und findet auch bei Marmeladen und Gelees Verwendung.

FLOHSAMENSCHALENPULVER besteht aus vermahlenen Schalen der Flohsamen und hat eine sehr hohe Quellfähigkeit. Die Samen springen »wie Flöhe« aus den Fruchtkapseln des indischen Strauchwegerichs. Das Pulver ist geschmacksneutral und vielfältig einsetzbar. Es besteht zum größten Teil aus Schleimstoffen, also löslichen Ballaststoffen. Diese können die Darmbakterien nicht abbauen, das Pulver enthält keine verwertbaren Nährstoffe. Durch die wasserbindende Wirkung der löslichen Ballaststoffe kommen auch Zucker langsamer ins Blut. Zum Teil umschließen die Quellstoffe den Zucker im Darm und er wird ausgeschieden.

Lieblingsfrüchte oder Fruchtreste können einfach mit einem der Geliermittel nach den Vorgaben auf der Verpackung zu Aufstrichen, Fruchtdesserts oder Chutneys verarbeitet werden. Sollte doch etwas Süße fehlen, dann gerne den persönlichen »Lieblingszucker« dazugeben und nach Wunsch dosieren. Gewürze wie Zimt, Anis, Tonka oder Vanille verleihen zudem einen süßlichen Geschmack.

Aufgepasst! Je weniger Zucker Verwendung findet, umso schneller kann der Aufstrich verderben.

Unser Lieblingsrezept ist Himbeer-Fruchtaufstrich mit frischer Vanille (Seite 215). Dieser Aufstrich passt sehr gut zu: Bananen-Pancakes (Seite 216).

Pudding selbst gemacht

Für einen leckeren Pudding braucht es eine cremige Konsistenz. Hier eignen sich als Verdickungsmittel Kartoffel-, Mais- oder Reisstärke. Unser Puddingrezept erhält seine Süße aus getrockneten Datteln. Unser Lieblingsrezept ist Orientalischer Dattel-Orangen-Pudding (Seite 217).

Chiasaaten gehören zu den Ölsaaten von salbeiartigen Gewächsen. Die kleinen Körner enthalten viel Vitamin E. Deshalb bitte mögliche Wechselwirkungen mit blutverdünnenden Medikamenten berücksichtigen. Die Empfehlung ist: max. 15 g pro Tag. Chiasaaten quellen stark auf und können die Passagezeit im Darm verkürzen. Wer noch keine Erfahrung mit ballaststoffhaltigen Lebensmitteln hat, sollte vorsichtig starten. Ein Chiapudding (Seite 218) ist super einfach herzustellen.

Der Geschmackstrick

Was macht eigentlich den guten Geschmack einer Speise aus? Die Antwort lautet hier nicht süß, salzig, sauer oder bitter. Den Gesamteindruck einer Speise bezeichneten japanische Forscher als »umami«. Wir kennen es aus fleischigen Eintopfgerichten. Aufgewärmt schmeckt der Eintopf am nächsten Tag noch besser: kokumi. Es handelt sich um Synergien von Geschmackkomponenten aus unterschiedlichen Eiweißverbindungen, die sich beim längeren Abkühlen und wieder Erwärmen entwickeln. Ein Geschmackserlebnis kreieren, das vordergründig weder süß noch salzig noch fettig schmeckt? Hierbei kommen zwei Aminosäuren ins Spiel: Glutamat und Asparaginsäure. Diese kommen natürlicherweise in Lebensmitteln vor und intensivieren den Geschmack. Manche Lebensmittel wie Pilze (v.a. Shiitake), Fisch oder Käse enthalten Glutamat. Weitere Verarbeitungsprozesse machen Speisen noch schmackhafter. Rohe Champignons schmecken erst einmal fad. Durch Trocknen, Fermentieren oder Braten verstärkt sich der Geschmack deutlich. Tomaten schmecken erwärmt oder konzentriert als Tomatenmark viel intensiver. Probieren Sie es aus. Zum Beispiel mit einem selbst gemachten Curry-Ketchup (Seite 222).

Kuchen mit weniger Zucker

Nahezu jedes Kuchenrezept kommt mit weniger Zucker aus. Als Beispiel: Enthält das Rezept 200 g Zucker, reicht auch die Hälfte. Die fehlenden 100 g ersetzen durch die Zutaten, die das Rezept ausmachen. Bei Nusskuchen wären dies etwas mehr Nüsse plus ein zusätzliches Ei. Beim Rührkuchen durch Zugabe von Mehl, Butter oder Ei. Wichtig ist, die Mengenverhältnisse einzuhalten, ansonsten gelingt das Rezept nicht. Probieren Sie es gerne aus. Ein leckeres Rezeptbeispiel ist der Bananen-Cupcake (Seite 220), der sehr fein zu einem Espresso schmeckt.

»Zauberwasser« – Getränke ohne Zucker

Es hat sich herumgesprochen. Besonders zwischendurch konsumierte gezuckerte Getränke, belasten den Blutzuckerspiegel. Ein Glas Limonade ist vergleichbar mit einem Schokoriegel. Zucker über die Getränke einzusparen, ist einfach und effektiv. Nichts Neues, dennoch sehr lecker sind aromatisierte Wässer. Je länger die Aromen im Wasser verbleiben, desto intensiver ist der Geschmack. Dazu das Lieblingsmineralwasser mit verschiedenen Früchten und Kräutern aromatisieren.

SCHÖNE KOMBINATIONEN SIND:

- Zitrusfrüchte mit frischer Minze
- Erdbeeren mit frischem Basilikum
- Himbeeren mit einem Rosmarinzweig
- frische Ingwerscheiben mit etwas Chili

Köstlich für heiße Sommertage ist auch ein selbst gemachtes Eis, wie unser Erfrischendes Sauerkirscheis (Seite 221).

Interview: Raffinierte Süße mit weniger Zucker – Tipps vom Sternekoch

Als Pâtissier und gelernter Koch betreibt René Frank das mit 2 Michelin-Sternen ausgezeichnete Dessert-Dining-Restaurant CODA in Berlin (Seite 246). Dort verwöhnt er seine Gäste mit Dessert Interpretationen, die allesamt eine kleine Geschichte erzählen …

In Ihrem Restaurant gibt es nur Desserts, das ist eher ungewöhnlich. Wie kam es dazu?

Ich habe mir als Pâtissier überlegt, das Thema Dessert völlig neu zu interpretieren. Die Techniken aus der Pâtisserie kann ich sehr gut nutzen, um daraus in Kombination mit eher unüblichen Dessertzutaten etwas ganz Neues zu kreieren.

Auf Ihrer Menue-Karte finden sich Desserts wie ein Kuchen aus Wassermelone mit Algen und Oliven oder gegrillte Feige mit Anchovis. Entgegen der Vorstellung von Nachtisch als süße, sahnige Leckerei hat man bei Ihnen den Eindruck, doch so etwas wie ein vollständiges Menue im klassischen Sinn zu genießen. Spielt der Zucker für Sie als Pâtissier eine wichtige Rolle?

Während meiner Ausbildung und Stationen in Barcelona, Paris, Tokyo und New York habe ich gesehen, dass die Pâtisserie regelrecht standardisiert ist. Meist wird Zucker in großen Mengen eingesetzt. Ist ja auch einfach, weil Zucker immer schmeckt und das Dessert meist gelingt. Für einen Pâtissier ist der Zucker wie der Mörtel für den Maurer. Nimmt man den Dessertprofis den Zucker weg, dann ist das so als ob man ihnen den Boden unter den Füßen wegzieht. Und ich habe in vielen Küchen dieser Welt gesehen, dass sich kaum jemand Gedanken über den Zucker macht. Da herrscht schon fast eine gewisse Geschmacksblindheit. Der Zucker kann im Gegensatz zu Salz nicht wirklich überdosiert werden, es gibt kein Limit, es kann mit Zucker einfach nicht viel falsch laufen. Das bedeutet, die Wahrnehmung für Zucker ist in den meisten Restaurantküchen gar nicht vorhanden.

Was ist Ihnen als Pâtissier besonders wichtig?

Ich möchte, dass es dem Gast nach meinem Menue gut geht, dass er sich gut fühlt. Deshalb kommt in meiner Küche kein Industriezucker vor, keine künstlichen Aromen oder Zuckerersatzstoffe. Stark verarbeitete Produkte sind wenig wert und schmecken alle ähnlich, weil gerade im Dessertbereich immer die gleiche Sahne, Schokolade, Fruchtpüree und eben auch viel Zucker eingesetzt wird. Am Zucker hängt sich alles auf beim Dessert.

Wie kann ein Dessert ohne Zucker gelingen?

Ich versuche durch unterschiedliche Techniken wie z. B. einem Rotationsverdampfer Früchte einzureduzieren und zu verdicken, um so an das Aroma zu kommen. Fermentieren von Reis mit Koji, das ist ein spezieller Schimmelpilz, führt dazu, dass dieser süßer schmeckt. Es gibt viele Spielereien, doch die Techniken allein sind bei Weitem nicht ausschlaggebend, sondern das Grundprodukt, es muss von guter Qualität sein. Ist eine Erdbeere nicht ausgereift, dann hat diese auch kein Aroma. Wir schenken unseren Produkten sehr viel Aufmerksamkeit. Bei uns wird auch fast alles selbst gemacht. Sogar unsere Schokolade wird von Grund auf aus Kakaobohnen direkt selbst hergestellt. So sparen wir schon beim Grundprodukt Schokolade den Zucker ein. In der Gastronomie wird oft aus sowieso schon zuckriger Schokolade ein Dessert hergestellt und zusätzlich Zucker hinzugefügt, z. B. beim Schokomousse. Da können wir deutlich sparen und das Aroma der selbst hergestellten Schokolade noch mehr in den Vordergrund bringen, ohne dass die Süße überwiegt. Das fertige Dessert hat danach eine »subtile«, zarte und dezente Süße.

Sie verwenden also gar keinen Zucker?

Wir verwenden definitiv keinen Industriezucker. Das ist für uns, wie wenn der Koch Glutamat einsetzt. Aber ansonsten ist es nicht so, dass wir gar keine Süße nutzen. Und wenn, dann entweder aus eigenem Apfeldicksaft oder einem Rohrohrzucker wie dem Muscovado oder einem Honig. Das Besondere an Honig und Co. ist, dass wir automatisch weniger davon als Süße benötigen, weil diese Alternativen so viel Eigenaroma und Geschmack mitbringen.

Haben Sie einen Lieblingszucker?

Ehrlich gesagt esse ich gar nicht so gerne süß, weil ich tagtäglich damit zu tun habe. Ich esse sehr gerne auch mal deftig. Und wenn, dann eher mal ein Eis oder eine Tiramisu. Zurzeit finde ich Dattelsirup ganz interessant, dieser eignet sich sehr gut für die Eisherstellung.

Zum Ausprobieren hat uns René Frank sein Rezept für ein traumhaftes Schokoladenmousse (Seite 219) verraten.

Himbeer-Fruchtaufstrich mit frischer Vanille

Die Himbeeren in einem Topf etwa 5 Minuten sanft köcheln lassen. —— Den Limettensaft mit dem Flohsamenschalenpulver verrühren und zu den Himbeeren geben, Vanillemark zufügen, weiterrühren, bis die Früchte gelieren. —— Abkühlen und sofort genießen oder in einem Schraubglas im Kühlschrank aufbewahren (ca. 1 Woche haltbar).

1 Schraubglas

20 Min.

200 g Himbeeren (TK, aufgetaut oder frisch)

1 Limette, Saft

1 TL Flohsamenschalenpulver

1 MSP frisches Vanillemark

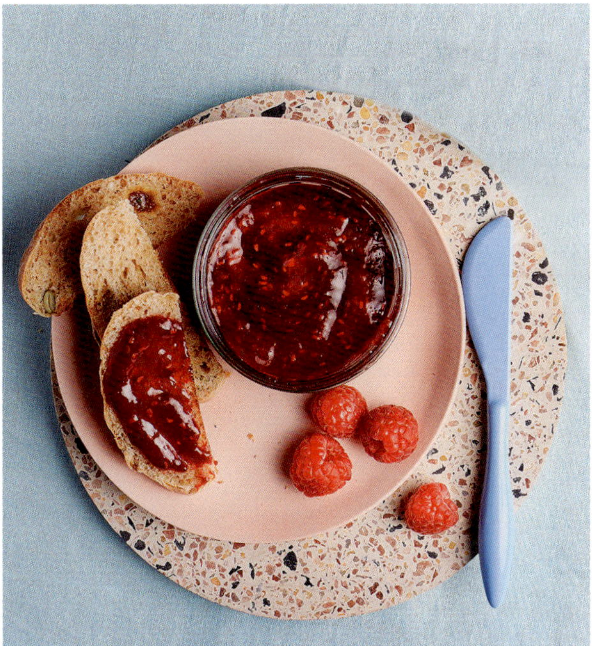

Bananen-Pancakes

Für 2 Portionen

10 Min.

2 reife Bananen
2 Eier
1 EL Haferflocken
½ TL Backpulver
nach Belieben 1 Prise Zimt

Bananen mit einer Gabel in einer Backschüssel zerdrücken. —— Die übrigen Zutaten dazugeben und alles gut miteinander vermischen. —— Etwas Fett in einer beschichteten Pfanne erhitzen. Den Teig portionsweise in die Pfanne geben und kleine Pancakes von beiden Seiten goldbraun ausbacken. —— Zu den Pancakes passt ein Löffel Frischkäse, ein Klecks Schlagsahne und kleingeschnittenes Obst nach Wahl.

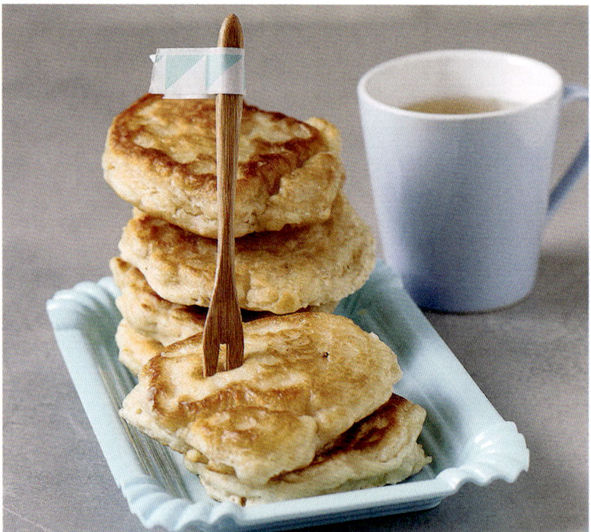

Orientalischer Dattel-Orangen-Pudding

Für 3–4 Portionen

ca. 1 Std.

50 g ungeschwefelte Datteln

10 g Pistazien

500 ml Milch

30 g Speisestärke

1 Ei

Zimtpulver

Kardamompulver

1 Bio-Orange, Saft

Ein paar Datteln, gehackte Pistazien und etwas Orangenschale zur Seite legen. —— Die restlichen Datteln und die Pistazien mit 200 ml Milch in einem Püriergefäß für 30 Minuten einweichen und anschließend mit einem Stabmixer fein pürieren. —— Die Stärke gut einrühren. Das Ei verquirlen und zugeben. Mit einer Prise Zimt und Kardamom verfeinern. —— Den Orangensaft dazufügen. Die restlichen 300 ml der Milch in einem Topf zum Kochen bringen. Jetzt die Dattelmilch dazugeben und weiterköcheln, bis der Pudding schön cremig wird. —— Vor dem Servieren nach Belieben mit gehackten Pistazien, Datteln und Orangenschale verzieren.

Veganer Chiapudding

Für 4 Portionen

10 Min, anschließend über Nacht quellen lassen

60 g Chiasaaten

500 ml Pflanzendrink nach Belieben (Mandel-, Reis- oder Sojadrink)

Die Saaten mit einem Schneebesen in die Flüssigkeit einrühren und am besten über Nacht im Kühlschrank quellen lassen. —— Am nächsten Tag in 4 Gläser füllen und nach Wunsch mit gehackten Nüssen, klein geschnittenem Obst oder getrockneten Früchten bestreuen oder mit Fruchtpüree oder aufgeschlagener Pflanzencreme toppen.

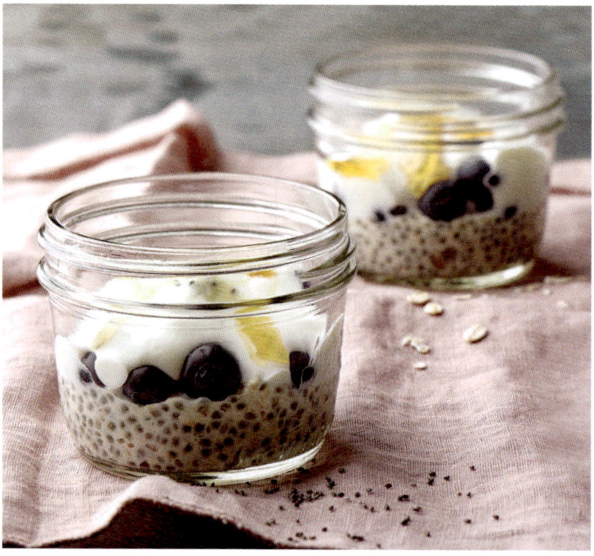

Schokoladenmousse mit Ahornsirup

Rezept von René Frank, CODA Dessert Dining, Berlin

Für 5 Portionen

20 Min. plus Abkühlzeit

180 g Sojamilch (alternativ auch Vollmilch möglich)

0,4 g Bio-Agar-Agar

90 g Kakaomasse 100% (Seite 246)

110 g Bio-Ahornsirup

160 g Eiweiß (entspricht ca. dem Eiklar von 5 großen Eiern)

1 Mini-Prise Salz

1 MSP Weinsteinsäure oder Zitronensäure

Die (Pflanzen-)Milch mit dem Agar-Agar für 1 Minute aufkochen, anschließend über die Kakaomasse geben und warm mixen. Die ideale Temperatur der Grundmassen entspricht knapp 40 Grad. Den Ahornsirup unter Rühren leicht anköcheln. — Das frische Eiweiß mit der Prise Salz und Weinsteinsäure in einer großen Schüssel aufschlagen (der Weinstein stabilisiert das Eiweiß und verhindert, dass dieses durch Überschlagen ausflockt). Nun den Ahornsirup in die leicht angeschlagenen Eiweiße geben und ca. 2 Minuten zu einem steifen Schnee schlagen, bis der Eischnee fast kalt ist. — Anschließend die Eischneemasse unter die noch warme Schokoladen-Grundmasse heben. In Dessertförmchen füllen. Die Mousse kann auch gut zum Aufbewahren eingefroren werden. Oder im Kühlschrank aufheben und innerhalb von 2 Tagen aufbrauchen.

Bananen-Cupcake

6 Cupcakes

ca. 1 Std. (inkl. Back- und Abkühlzeit)

75 g Butter oder Margarine

1 Ei

50 g reife Banane

50 g Dinkelmehl, Type 630

75 g gemahlene Mandeln

75 g Naturjoghurt (1,5% Fett)

½ Päckchen Vanillezucker

½ TL gemahlener Zimt

1 TL Abrieb einer Bio-Zitrone

100 g süße Sahne

1 MSP Vanillemark

6 schöne Himbeeren

6 Melissenblättchen

Backofen auf 180 Grad vorheizen. 6 Papierförmchen in eine Muffinbackform setzen. — Butter oder Margarine und Ei cremig rühren und die pürierte oder mit einer Gabel sehr fein zerdrückte Banane untermischen. — Dann nacheinander Mehl, Mandeln, Joghurt, Vanillezucker, Zimt und Zitronenabrieb zugeben und jeweils unterrühren. — Den Teig in die Förmchen füllen und ca. 25 Minuten backen. Anschließend aus dem Blech nehmen und abkühlen lassen. — Sahne steif schlagen, Vanillemark zufügen und die Sahne auf den Cupcakes verteilen. Mit Himbeeren und Melissenblättchen dekorieren. Schmecken frisch gebacken am besten!

Erfrischendes Sauerkirscheis

Die Sauerkirschen etwas antauen lassen. Sahne, Joghurt, Tonkabohnen, Zimt, Vanillezucker und Grappa in einen Mixer geben und vermischen. —— Die Sauerkirschen zufügen und alles auf höchster Stufe mixen. Die fein gehackte Schokolade untermischen und in der Eismaschine cremig gefrieren. Schmeckt frisch am besten!

Für 4 Portionen

10 Min. plus Gefrierzeit

150 g TK-Sauerkirschen

75 g Schlagsahne

75 g Naturjoghurt

¼ TL Tonkabohnen, gemahlen

¼ TL Zimt, gemahlen

⅓ Päckchen Vanillezucker

1 EL Grappa

2 Rippen feinherbe Bitterschokolade mit Mandeln und Orange, fein gehackt

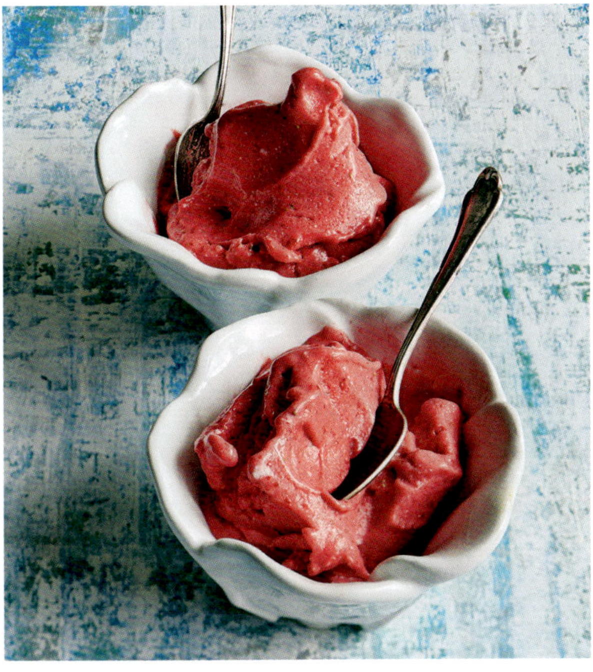

Curry-Ketchup

Für 700–800 ml Ketchup

45 Min. plus Abkühlzeit

2 reife, weiche Birnen

2 Schalotten

1 Knoblauchzehe

120 g Tomatenmark

400 g geschälte Tomaten (frisch und reif oder aus der Dose)

1 TL Salz

gemahlener schwarzer Pfeffer

2 TL Limettensaft

2 EL Currypulver

Chilipulver

Die Birnen schälen und in Würfel schneiden. Die Schalotten und die Knoblauchzehe schälen und fein hacken. —— Alle Zutaten in einen Kochtopf geben und 30 Minuten sanft köcheln. Das Curry- und Chilipulver zum Schluss dazugeben. —— Anschließend mit einem Pürierstab alles zu einer sämigen Soße verarbeiten. Die Soße heiß in saubere Schraubgläser gefüllt hält etwa 3 Monate. Nach Anbruch ist das Ketchup etwa 1 Woche im Kühlschrank haltbar.

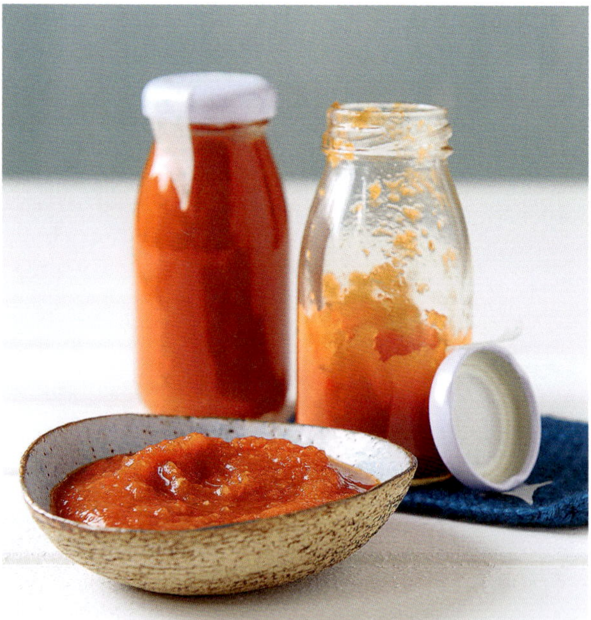

Dank

Wir danken allen sehr herzlich, die uns mit ihrer Expertise unterstützt haben, vor allem Frau Dr. Anette Buyken, Professorin für Public Health Nutrition und stellvertretende Leiterin des Department Sport & Gesundheit an der Universität Paderborn, Frau Dr. Bettina Hieronimus vom Institut für Physiologie und Biochemie der Ernährung am Max-Rubner-Institut in Karlsruhe, Frau Dr. Sabrina Schlesinger, Leiterin der Nachwuchsforschergruppe Systematische Reviews am Deutschen Diabetes-Zentrum DDZ sowie Herrn Dr. med. Peter von Philipsborn, tätig am Lehrstuhl für Public Health und Versorgungsforschung der Ludwig-Maximilians-Universität München und Autor vieler hilfreicher Mails zu aktuellen Trends und Forschungen im Netzwerk Public Health Nutrition. Ganz besonders danken wir dem Diabetologen Dr. Andreas Fritsche, Universitätsprofessor für Ernährungsmedizin und Prävention und Leiter der Diabetesstation und Diabetesambulanz am Universitätsklinikum Tübingen, der sich trotz Corona-Pandemie viel Zeit für das Interview nahm und uns hochspannende Einblicke in seine facettenreiche Forschungsarbeit gewährt hat. Auch freut uns, dass der Sternekoch René Frank uns einen kleinen bereichernden Blick in seine Pâtissier-Küche gestattet hat.

Hinter jedem Buch steht ein Team. Unser Dank geht daher an alle, die am Zuckerkompass mitgewirkt haben. Vor allem an Frau Uta Spieldiener, Head of Editorial beim TRIAS Verlag, die uns beiden dieses Projekt anvertraut hat.

Service

Verwendete Literatur

Ausgewählte Quellen, nach Kapiteln sortiert

Vorwort

Buxel, H. Zucker- und Fettreduktion bei Lebensmitteln: Verbraucherakzeptanz von zucker- und fettreduzierten Lebensmitteln sowie Akzeptanz von staatlichen Maßnahmen zur Reduktion des Zuckerkonsums. 2019. Münster

Basics

Archer, E. et al. The Failure to Measure Dietary Intake Engendered a Fictional Discourse on Diet-Disease Relations. Frontiers in Nutrition 2018; 5

Berry, S. et al. Human postprandial responses to food and potential for precision nutrition. Nature Medicine 2020; 26, 964–973

Zuckersüß – wir lieben es!

Jensen-Cody, S.O. et al. FGF21 Signals to Glutamatergic Neurons in the Ventromedial Hypothalamus to Suppress Carbohydrate Intake. Cell Metabolism 2020; 32: 273–286

Li, Q. et al. Temperature and Sweet Taste Integration in Drosophila. Current Biology 2020; 30: 2051–2067

Petty, S. et al. Relationship between Sucrose Taste Detection Thresholds and Preferences in Children, Adolescents, and Adults. Nutrients 2020; 12: 1918

Tan, H.E. et al. The Gut–Brain Axis Mediates Sugar Preference. Nature 2020; 580: 511–516.

Yang, L et al. Current Progress in Understanding the Structure and Function of Sweet Taste Receptor. Journal of molecular neuroscience 2021; 71: 234–244

Powerbooster oder Schlappmacher?

Albayrak, Ö. Food Addiction and Psychiatric Co-Morbidity. Suchttherapie 2019; 20: 19–23

Borgstede, M., Eggert, F. The Formal Foundation of an Evolutionary Theory of Reinforcement. Behavioural Processes 2021; 186. doi: 10.1016/j.beproc.2021

Bumb, J.M. et al. Sucht und Adipositas: Können Nahrungsmittel abhängig machen? Suchttherapie 2019; 20: 9–18

Canchy, L. et al. Pharmacokinetics Trumps Pharmacodynamics during Cocaine Choice: A Reconciliation with the Dopamine Hypothesis of Addiction. Neuropsychopharmacology 2021; 46: 288–96

DiFeliceantonio, A.G. et al. Supra-Additive Effects of Combining Fat and Carbohydrate on Food Reward. Cell Metabolism 2018; 28: 33–44

Falbe, J. et al. Potentially Addictive Properties of Sugar-Sweetened Beverages among Adolescents. Appetite 2019; 133

García, C.R. et al. Effect of Glucose and Sucrose on Cognition in Healthy Humans: A Systematic Review and Meta-Analysis of Interventional Studies. Nutrition Reviews. Oxford University Press. 2021

Gutierrez, R. t al. The Neuroscience of Sugars in Taste, Gut-Reward, Feeding Circuits, and Obesity. Cellular and Molecular Life Sciences 2020; 77: 3469–3502

Hauck, C., Ellrott, T. Food Addiction, Eating Addiction and Eating Disorders. Proceedings of the Nutrition Society 2020; 79: 103–12

Hebebrand, J., Gearhardt. A.N. The concept of „food addiction“ helps inform the understanding of overeating and obesity: NO/Yes. The American Journal of Clinical Nutrition 2021; 113: 263–273

Mantantzis, K. et al. Sugar Rush or Sugar Crash? A Meta-Analysis of Carbohydrate Effects on Mood. Neuroscience and Biobehavioral Reviews. Elsevier Ltd, June 1, 2019

Samaha, A.-N. Sugar now or cocaine later?. Neuropsychopharmacology: official publication of the American College of Neuropsychopharmacology 2021; 46: 271–272

Stauffacher, R. Überall häts Zucker dra! Über den Versuch, bei der Ernährung komplett auf Zucker zu verzichten. Neue Zürcher Zeitung, Online-Beitrag vom 08.02.2021

Thanarajah, S.E. et al. Food Intake Recruits Orosensory and Post-Ingestive Dopaminergic Circuits to Affect Eating Desire in Humans. Cell Metabolism 2019; 29: 695–706

Zu süß – macht uns Zucker krank?

THEMA: ÜBERGEWICHT

Bentley, R.A. et al. U.S. Obesity as Delayed Effect of Excess Sugar. Economics and Human Biology 2020; 36

Bodirsky, B.L. et al. The Ongoing Nutrition Transition Thwarts Long-Term Targets for Food Security, Public Health and Environmental Protection. Scientific Reports 2020; 10: 1–14

Bucksch, J. et al. Bewegungs- und Ernährungsverhalten von älteren Kindern und Jugendlichen in Deutschland – Querschnittergebnisse der HBSC-Studie 2017/18 und Trends. Journal of Health Monitoring 2020; 5

Cargnin-Carvalho, A. et al. Can fructose influence the development of obesity mediated through hypothalamic alterations?. Journal of Neuroscience Research 2020; 98: 1662–1668

Hall, K.D. et al. Ultra-Processed Diets Cause Excess Calorie Intake and Weight Gain: An Inpatient Randomized Controlled Trial of Ad Libitum Food Intake. Cell Metabolism 2019; 30: 67–77

Heseker, H. Die Entwicklung und Verbreitung von Übergewicht (Präadipositas und Adipositas) in Deutschland. In: 14. DGE-Ernährungsbericht 2020

Koletzko, B. et al. Nutrition During Pregnancy, Lactation and Early Childhood and Its Implications for Maternal and Long-Term Child Health: The Early Nutrition Project Recommendations. Annals of Nutrition and Metabolism 2019; 74: 93–106

Lehmann, F. et al. Einflussfaktoren der Adipositas im Schulalter – Eine systematische Literaturrecherche im Rahmen des Adipositasmonitorings. Journal of Health Monitoring 2020; 5: 2

Noble, E.E. et al. Early-Life Sugar Consumption Has Long-Term Negative Effects on Memory Function in Male Rats. Nutritional Neuroscience 2019; 22: 273–83

Pfeiffer, A.F.H., Keyhani-Nejad, F. High Glycemic Index Metabolic Damage – a Pivotal Role of GIP and GLP-1. Trends in Endocrinology and Metabolism. Elsevier Inc., May 1, 2018

Rapuano, K.M et al. Nucleus accumbens cytoarchitecture predicts weight gain in children. Proceedings of the National Academy of Sciences of the United States of America 2020; 117: 26977–26984

Seidelmann, S.B. et al. Genetic Variants in SGLT1, Glucose Tolerance, and Cardiometabolic Risk. Journal of the American College of Cardiology 2018; 72: 1763–1773

Schulze, M. Macht Zucker krank? Wie viel Zucker macht krank? Aktuel Ernahrungsmed 2018; 43: 520–523

Sigala, D.M. et al. Effects of Consuming Sugar-Sweetened Beverages for 2 Weeks on 24-h Circulating Leptin Profiles, Ad Libitum Food Intake and Body Weight in Young Adults. Nutrients 2020; 12: 1–17

Society of Nutrition and Food Science e.V. SNFS Dialogue: Where myths and facts are far apart: sugar, sugar alcohols and sweeteners. (February 6, 2020). www.snfs.org/activities/snfs-dialogue.html (Zugriff: 06.08.2021)

THEMA: TYP-2-DIABETES

Drouin-Chartier, J.P. et al. Changes in consumption of sugary Beverages and Artificially Sweetened Beverages and Subsequent Risk of Type 2 Diabetes: Results from Three Large Prospective U.S. Cohorts of Women and Men. Diabetes Care 2019; 42: 2181–89

Kerschner, B. Macht Zucker Zuckerkrank? (2016). Medizin-transparent.de

Joost, H.-G., Gerlach S. Zuckerkonsum, Übergewicht, Typ-2-Diabetes: Kausale Beziehung und Trend zur Abkehr von Zucker. In: Deutscher Gesundheitsbericht Diabetes 2019

Lang, A. et al. Association between per capita sugar consumption and diabetes prevalence mediated by the body mass index: results of a global mediation analysis. European Journal of Nutrition 2020: doi: 10.1007/s00394-020-02401-2

Neuenschwander, M. et al. Role of Diet in Type 2 Diabetes Incidence: Umbrella Review of Meta-Analyses of Prospective Observational Studies. The BMJ. BMJ Publishing Group, (2019)

Toi, P.L. et al. Preventive Role of Diet Interventions and Dietary Factors in Type 2 Diabetes Mellitus: An Umbrella Review. Nutrients 2020; 12: 2722

Yuan, S., Larsson S.C. An Atlas on Risk Factors for Type 2 Diabetes: A Wide-Angled Mendelian Randomisation Study. Diabetologia 2020; 63: 2359–71

THEMA: LEBERERKRANKUNGEN

Andres-Hernando, A. et al. Deletion of Fructokinase in the Liver or in the Intestine Reveals Differential Effects on Sugar-Induced Metabolic Dysfunction. Cell Metabolism 2020; 32: 117–127

Kalveram, L., Wiegand S. Die Nicht-Alkoholische Fettlebererkrankung bei Kindern und Jugendlichen – Ein Update. Adipositas-Ursachen, Folgeerkrankungen, Therapie 2020; 14

Jang, C. et al., Rabinowitz J.D. The Small Intestine Converts Dietary Fructose into Glucose and Organic Acids. Cell Metabolism 2018; 27: 351–361

Jang, C. et al., Rabinowitz J.D. The Small Intestine Shields the Liver from Fructose-Induced Steatosis. Nature Metabolism 2020; 2: 586–93

Jensen, T. et al. Fructose and Sugar: A Major Mediator of Non-Alcoholic Fatty Liver Disease. Journal of Hepatology. Elsevier B.V., (May 1, 2018)

Stefan, N. Bedeutung von Lifestyle und Ernährung bei NAFLD und NASH. Vortrag anlässlich der Diabetes Herbsttagung (2020) der Deutschen Diabetes Gesellschaft (DDG)

Stefan, N. Nichtalkoholische Fettlebererkrankung: Ursache oder Folge des Diabetes? In: Deutscher Gesundheitsbericht Diabetes 2021

Tappy, L. Rosset R. Health Outcomes of a High Fructose Intake: The Importance of Physical Activity. The Journal of Physiology 2019; 597: 3561–71

Todoric, J. et al. Fructose Stimulated de Novo Lipogenesis Is Promoted by Inflammation. Nature Metabolism 2020; 2: 1034–45

THEMA: HERZERKRANKUNGEN

Haslam, D.E. et al. Beverage Consumption and Longitudinal Changes in Lipoprotein Concentrations and Incident Dyslipidemia in US Adults: The Framingham Heart Study. Journal of the American Heart Association 2020; 9: e014083

Hieronimus, B. et al. »Effects of Fructose or Glucose on Circulating ApoCIII and Triglyceride and Cholesterol Content of Lipoprotein Subfractions in Humans.« Journal of Clinical Medicine 2019; 8,7: 913.

Hieronimus, B. et al. Synergistic Effects of Fructose and Glucose on Lipoprotein Risk Factors for Cardiovascular Disease in Young Adults. Metabolism: Clinical and Experimental 2020; 112: 154356

Jenkins, D.J.A. et al. Glycemic Index, Glycemic Load, and Cardiovascular Disease and Mortality. New England Journal of Medicine 2021; 384

Malik, V.S., Hu, F.B. Sugar-Sweetened Beverages and Cardiometabolic Health: An Update of the Evidence. Nutrients 2019; 11: 1840

Martínez-González, M.A. et al. Carbohydrate Quality Changes and Concurrent Changes in Cardiovascular Risk Factors: A Longitudinal Analysis in the PREDIMED-Plus Randomized Trial. American Journal of Clinical Nutrition 2020; 111: 291–306

Pacheco, Lorena S. et al. Sugar-Sweetened Beverage Intake and Cardiovascular Disease Risk in the California Teachers Study. Journal of the American Heart Association vol. 9, 10 (2020): e014883

Piepoli, M.F. et al. Update on cardiovascular prevention in clinical practice: A position paper of the European Association of Preventive Cardiology of the European Society of Cardiology. European journal of preventive cardiology 2020; 27: 181–205

Yi, S.-Y. et al. Added sugar intake is associated with pericardial adipose tissue volume. European journal of preventive cardiology 2020; 27: 2016–2023

Yin, J. et al. Intake of Sugar-Sweetened and Low-Calorie Sweetened Beverages and Risk of Cardiovascular Disease: A Meta-Analysis and Systematic Review. Advances in nutrition 2021; 12: 89-101.

THEMA: MIKROBIOM

Asnicar, F. et al. Microbiome Connections with Host Metabolism and Habitual Diet from 1,098 Deeply Phenotyped Individuals. Nature Medicine 2021; 27: 321–32

Beisner, J. et al. Fructose-Induced Intestinal Microbiota Shift Following Two Types of Short-Term High-Fructose Dietary Phases. Nutrients 2020; 12: 3444

Berding, K. et al. Diet and the Microbiota-Gut-Brain-Axis: Sowing the Seeds of Good Mental Health. Advances in Nutrition 2021. doi: 10.1093/advances/nmaa181

Bischoff, S.C. Ernährung und Mikrobiom. Der Gastroenterologe 2019; 3

Bischoff, S.C. Verdauungsoptimierung – wie sich Ernährung und Mikrobiom gegenseitig beeinflussen. Aktuel Ernahrungsmed 2020; 45: 410–415

Khan, S. et al. Dietary Simple Sugars Alter Microbial Ecology in the Gut and Promote Colitis in Mice. Science Translational Medicine 2020; 12

López-Taboada, I. et al. Western Diet: Implications for Brain Function and Behavior. Frontiers in Psychology 2020. doi: 10.3389/fpsyg.2020.564413

Ramne, S. et al. Gut microbiota composition in relation to intake of added sugar, sugar-sweetened beverages and artificially sweetened beverages in the Malmö Offspring Study. European journal of nutrition 2021; 60: 2087–2097

Redondo-Useros, N. et al. Microbiota and Lifestyle: A Special Focus on Diet. Nutrients 2020; 12: 1776

Satokari, R. High Intake of Sugar and the Balance between Pro-and Anti-Inflammatory Gut Bacteria. Nutrients 2020; 12: 1348

UT Southwestern Medical Center. High-sugar diet can damage the gut, intensifying risk for colitis. ScienceDaily 2020

Walter, J. et al. Establishing or Exaggerating Causality for the Gut Microbiome: Lessons from Human Microbiota-Associated Rodents. Cell 2020

Wang, Y. et al. High-Fructose Diet Increases Inflammatory Cytokines and Alters Gut Microbiota Composition in Rats. Mediators of inflammation 2020. doi.org/10.1155/2020/6672636

THEMA: DEPRESSIONEN

Cruz-Pereira, J.S. et al. Depression's Unholy Trinity: Dysregulated Stress, Immunity, and the Microbiome. Annual Review of Psychology 2020; 71: 49–78

Firth, J. et al. Food and Mood: How Do Diet and Nutrition Affect Mental Wellbeing? BMJ 2020; 369

Jacka, F.N. et al. A randomised controlled trial of dietary improvement for adults with major depression (the 'SMILES' trial). BMC medicine 2017; 15

Kris-Etherton, P.M. et al. Nutrition and behavioral health disorders: depression and anxiety. Nutrition reviews 2021; 79: 247–260

Lassale, C. et al. Healthy Dietary Indices and Risk of Depressive Outcomes: A Systematic Review and Meta-Analysis of Observational Studies. Molecular Psychiatry 2019; 24: 965–86

Parletta, N. et al. A Mediterranean-Style Dietary Intervention Supplemented with Fish Oil Improves Diet Quality and Mental Health in People with Depression: A Randomized Controlled Trial (HELFIMED). Nutritional Neuroscience 2019; 22: 474–87

Reis, D.J. et al. The Depressogenic Potential of Added Dietary Sugars. Medical Hypotheses 2020; 134

THEMA: DEMENZERKRANKUNGEN

Frahm, C., Witte O.W. The Microbiome and Neurodegenerative Diseases. Gastroenterologe. Springer Verlag. 2019

González Olmo, B.M. et al. Evolution of the Human Diet and Its Impact on Gut Microbiota, Immune Responses, and Brain Health. Nutrients 2021; 13: 196

Johnson, R.J. et al. Cerebral Fructose Metabolism as a Potential Mechanism Driving Alzheimer's Disease. Frontiers in aging neuroscience 2020. doi.org/10.3389/fnagi.2020.560865

Mentis, A.F.A. et al. Non-Genetic Risk and Protective Factors and Biomarkers for Neurological Disorders: A Meta-Umbrella Systematic Review of Umbrella Reviews. BMC Medicine 2021; 19: 1–28

Spagnuolo, M.S. et al. Sweet but Bitter: Focus on Fructose Impact on Brain Function in Rodent Models. Nutrients 2020; 13: 1

Sun, Y. et al. Intra-Gastrointestinal Amyloid-B1–42 Oligomers Perturb Enteric Function and Induce Alzheimer's Disease Pathology. Journal of Physiology 2020, 598. 4209–23

THEMA: KARIES

Aizawa, S: et al. Effects of alpha-amylase and its inhibitors on acid production from cooked starch by oral streptococci. Caries Research 2009; 43: 17–24

Chi, D.L., Scott, J.M. Added Sugar and Dental Caries in Children: A Scientific Update and Future Steps. Dental clinics of North America 2019; 63: 17–33

GBD 2015 Disease and Injury Incidence and Prevalence Collaborators. Global, regional, and national incidence, prevalence, and years lived with disability for 310 diseases and injuries, 1990-2015: a systematic analysis for the Global Burden of Disease Study 2015. Lancet 2016; 388: 1545–1602

Kotsakis, G.A. et al. Diet-borne systemic inflammation is associated with prevalent tooth loss. Clinical nutrition 2018; 37: 1306–1312

Lagerweij, M., van Loveren, C. Sugar and Dental Caries. Monographs in oral science 2020; 28: 68–76

Newton, J.T. et al. A Systematic Review and Meta-Analysis of the Role of Sugar-Free Chewing Gum in Dental Caries. JDR clinical and translational research 2020; 5: 214–223

Peres, M.A. et al. Oral diseases: a global public health challenge. Lancet 2019; 394: 249–260

Woelber, J P et al. An oral health optimized diet can reduce gingival and periodontal inflammation in humans – a randomized controlled pilot study. BMC Oral Health 2016; 17: 28

Mit Zuckerbrot und Peitsche

Bandy, L.K. et al. Reductions in sugar sales from soft drinks in the UK from 2015 to 2018. BMC medicine 2020; 18: 20

DANK – Deutsche Allianz nicht übertragbarer Krankheiten, Projektbericht Universität Hamburg. Kindermarketing für ungesunde Lebensmittel in Internet und TV (März 2021)

Dornis, V. Traubenzucker darf nicht als gesund beworben werden. Süddeutsche Zeitung, Beitrag vom 8. Juni 2017

Egnell, M. et al. Modelling the impact of different front-of-package nutrition labels on mortality from non-communicable chronic disease. The international journal of behavioral nutrition and physical activity 2019; 16: 56

Ernährungs-Umschau. Lebensmittelkennzeichnung: 4-Stufen-System für Lebensmittel nach dem Verarbeitungsgrad. Meldung vom 08.04.2020

Ernst J.B., et al. Quantitative recommendation on sugar intake in Germany. Short version of the consensus paper by the German Obesity Society (DAG), German Diabetes Society (DDG) and German Nutrition Society (DGE). Ernährungs-Umschau 2019; 66: 26–34

Fischer, L. Warum jetzt auch Alkoholwerbung verschwinden sollte. Beitrag in Zeit online vom 2. Juli 2020

Hansen, J. et al. Electronic cigarette marketing and smoking behaviour in adolescence: a cross-sectional study. ERJ open research 2018. doi:10.1183/23120541.00155-2018

Jürkenbeck, K. et al. Nutrition Policy and Individual Struggle to Eat Healthily: The Question of Public Support. Nutrients 2020; 12: 516

Kolpatzik, K., Zaunbrecher, R. Ernährungskompetenz in Deutschland. Berlin AOK-Bundesverband KomPart 2020

Laschet, H. Konsens dreier Fachgesellschaften. So viel Zucker pro Tag darf's sein. ÄrzteZeitung. Beitrag vom 21.01.2019.

Lovato, C. et al. Impact of tobacco advertising and promotion on increasing adolescent smoking behaviours. The Cochrane database of systematic reviews 2011; 10 CD003439

Martínez Steele, E. et al. The share of ultra-processed foods and the overall nutritional quality of diets in the US: evidence from a nationally representative cross-sectional study. Population health metrics 2017; 15: 6

Philipsborn, von, P. et al. Reduzierung des Süßgetränkekonsums: Was funktioniert? Veröffentlichung Cochrane vom 12. Juni 2019

Politische Zentrale für Bildung. SINUS-Jugendstudie 2020 – Wie ticken Jugendliche? Meldung vom 21.7.2020

Ullrich, K. Mehrheit der britischen Getränkehersteller sieht Softdrinksteuer jetzt positiv. Pressemitteilung der Deutschen Diabetes Gesellschaft vom 03.02.2020

Zuckeralternativen von A–Z

Adriano, L.S. et al. Yacon Syrup Reduces Postprandial Glycemic Response to Breakfast: A Randomized, Crossover, Double-Blind Clinical Trial. Food Research International 2019; 126

aid infodienst (Hrsg.). Zucker, Sirup, Honig, Zuckeraustauschstoffe und Süßstoffe 2014

Bouhlali, E.T. et al. Nutritional, Mineral and Organic Acid Composition of Syrups Produced from Six Moroccan Date Fruit (Phoenix Dactylifera L.) Varieties. Journal of Food Composition and Analysis 2020. doi.org/10.1016/j.jfca.2020.103591

Conrad, A. Sirupe, Dicksäfte, Palmzucker und Co. Ernährungsberatung Rheinland-Pfalz. 20.12.2016

da Silva, M.F.G. al. Evaluation of Nutritional and Chemical Composition of Yacon Syrup Using 1H NMR and UPLC-ESI-Q-TOF-MSE. Food Chemistry 2018; 245: 1239–47

de Araújo, F.F. et al. Polyphenols and their applications: An approach in food chemistry and innovation potential. Food Chemistry 2021; 338

Graeff-Hönninger, S. Südamerikanisches Superfood – Anbau in Deutschland . In 17. DGE-BW-Forum Superfood 2018; 26–30

Hoffmann, L. Yacon – ein regionales Superfood? Online Spezial 2020. https://www.bzfe.de/fileadmin//resources/import/pdf/eifonline_yacon-1.pdf (Zugriff: 06.08.2021)

Knies, J.M. Von Agavensirup bis Kokosblütenzucker. Ernährungs-Umschau 2019; 2: M88–99

Kumar Verma, D. et al. A Review of the Composition and Toxicology of Fructans, and Their Applications in Foods and Health. Journal of Food Composition and Analysis 2021; 99

Mora, M.R., Dando R. The Sensory Properties and Metabolic Impact of Natural and Synthetic Sweeteners. Comprehensive Reviews in Food Science and Food Safety 2021: 20: 1554–83

Santiago-García, P.A. et al. Fructans (Agavins) from Agave Angustifolia and Agave Potatorum as Fat Replacement in Yogurt: Effects on Physicochemical, Rheological, and Sensory Properties. LWT-Food Science and Technology 2021; 140

Saputro, A.D. et al. Palm Sap Sugar: A Review. Sugar Tech. Springer 2019

Sato, K. et al. Identification of a Novel Oligosaccharide in Maple Syrup as a Potential Alternative Saccharide for Diabetes Mellitus Patients. International Journal of molecular Sciences 2019: 20

Süßstoffe, Zuckeralkohole, #sugarfree

Ahmad, S.Y. et al. The Effects of Non-Nutritive Artificial Sweeteners, Aspartame and Sucralose, on the Gut Microbiome in Healthy Adults: Secondary Outcomes of a Randomized Double-Blinded Crossover Clinical Trial. Nutrients 2020; 12: 3408

Azad, M.B. et al. Nonnutritive sweeteners and cardiometabolic health: a systematic review and meta-analysis of randomized controlled trials and prospective cohort studies. CMAJ 2017; 189: E929–39

Azad, M.B. et al. Association Between Artificially Sweetened Beverage Consumption During Pregnancy and Infant Body Mass Index. JAMA pediatrics 2016; 170: 662–70

Bueno-Hernández N. et al. Chronic sucralose consumption induces elevation of serum insulin in young healthy adults: a randomized, double blind, controlled trial Nutrition Journal 2020; 19; 32

Dalenberg, J.R. et al. Short-Term Consumption of Sucralose with, but Not without, Carbohydrate Impairs Neural and Metabolic Sensitivity to Sugar in Humans. Cell metabolism vol. 2020; 31: 493–502

Dinger, F., Platt U. Towards an Artificial Carbohydrates Supply on Earth. Frontiers in sustainable food systems 2020

Lobach, A.R. et al. Assessing the in vivo data on low/no-calorie sweeteners and the gut microbiota. Food and chemical toxicology 2019; 124: 385-399

Nichol, A.D. et al. Effects of Sucralose Ingestion versus Sucralose Taste on Metabolic Responses to an Oral Glucose Tolerance Test in Participants with Normal Weight and Obesity: A Randomized Crossover Trial. Nutrients 2020; 12: 29

Pepino, M.Y. Metabolic effects of non-nutritive sweeteners. Physiology & behavior 2015; 152: 450-5

Romo-Romo, A. et al Sucralose decreases insulin sensitivity in healthy subjects: a randomized controlled trial. The American Journal of Clinical Nutrition 2018; 108: 485–491

Science media center Germany. Wirkung von Süßstoffen auf die Gesundheit von Kindern. Beitrag vom 28.10.2019

Storey, D. et al. Gastrointestinal tolerance of erythritol and xylitol ingested in a liquid. Eur J Clin Nutr 2007; 61:349–354

Sylvetsky, A.C. et al. Consumption of Low-Calorie Sweeteners among Children and Adults in the United States. Journal of the Academy of Nutrition and Dietetics 2017; 117: 441–448

Toews, I. et al. Association between intake of non-sugar sweeteners and health outcomes: systematic review and meta-analyses of randomised and non-randomised controlled trials and observational studies. BMJ 2019; 364

Vilano, D. et al. Stevia, sucralose and sucrose added to a maqui-Citrus beverage and their effects on glycemic response in overweight subjects: A randomized clinical trial. Food science and technology LWT 2021; 144

Wang, Q.-P. et al. Non-nutritive sweeteners possess a bacteriostatic effect and alter gut microbiota in mice. PloS one 2018; 13

FAQs – häufige Fragen

Abeck, F.N. et al. The Role of Glycemic Index and Glycemic Load of Carbohydrates in Acne Vulgaris. Aktuelle Dermatologie 2019; 45: 209–14

Bettiga, A. et al. The Modern Western Diet Rich in Advanced Glycation End-Products (AGEs): An Overview of Its Impact on Obesity and Early Progression of Renal Pathology. Nutrients 2019; 11: 1748

Brand-Miller, J., Buyken A.E. The Relationship between Glycemic Index and Health. Nutrients. 2020; 12: 536

Del-Ponte, B. et al. Dietary patterns and attention deficit/hyperactivity disorder (ADHD): A systematic review and meta-analysis. Journal of affective disorders 2019; 252: 160–173

Farsad-Naeimi, A. et al., Daneshzad E. Sugar Consumption, Sugar Sweetened Beverages and Attention Deficit Hyperactivity Disorder: A Systematic Review and Meta-Analysis. Complementary Therapies in Medicine 2020

Gazerani, P. Migraine and Diet. Nutrients 2020; 12: 1658

Hindiyeh, N.A. et al. The Role of Diet and Nutrition in Migraine Triggers and Treatment: A Systematic Literature Review. Headache 2020; 60: 1300-1316

Johnson, R.J. et al. Fructose and Uric Acid as Drivers of a Hyperactive Foraging Response: A Clue to Behavioral Disorders Associated with Impulsivity or Mania? Evolution and human behavior 2021; 42: 194–203

Penso, L. et al. Association between Adult Acne and Dietary Behaviors: Findings from the NutriNet-Santé Prospective Cohort Study. JAMA Dermatology 2020; 156: 854–62

Pepin, A. et al. Are Fruit Juices Healthier than Sugar-Sweetened Beverages? A Review. Nutrients. 2019: 11: 1006

Wölnerhanssen, B.K. Raffinierter Zucker – Wertvolle Energie oder physiologischer Unsinn? Quintessenz Zahnmedizin. 2020; 5

Stichwortverzeichnis

H

I

K

L

M

N

O

P

R

S

T

U

V

W

X

Y

Z

Empfehlungen von Dr. Brigitte Bäuerlein und Irmingard Dexheimer

Im Folgenden finden Sie weiterführende Internetadressen

Link-Empfehlungen, auf die im Text verwiesen wird

Tests zur Ermittlung Ihres Diabetes-Risikos finden Sie im Internet:

Auf der Website des Deutschen Diabetes-Zentrums können Sie dabei wie ein Pilot in einem Cockpit sitzen und quasi im Flug Ihr Diabetes-Risiko ermitteln: https://ddz.de/diabetes-cockpit (Zugriff 06.08.21)

Ein simpler Test der Diabetesstiftung mit nur 8 Fragen findet sich unter: https://www.diabetesstiftung.de/findrisk (Zugriff 06.08.21)

Einen Selbsttest zur Lebergesundheit (20-Fragen-Katalog) hat Dr. Rainer Günther am Bereich Hepatologie des Universitätsklinikums Schleswig-Holstein entwickelt. Der NDR hat ihn auf seiner Website veröffentlicht: https://www.ndr.de/ratgeber/gesundheit/Test-Wie-gesund-ist-Ihre-Leber,quiz14778.html (Zugriff 06.08.21)

Eine Ampelcheckkarte der Verbraucherzentrale Hamburg, um Dickmachern im Supermarkt auf die Spur zu kommen, finden Sie unter: https://www.vzhh.de/sites/default/files/medien/136/dokumente/vzhh_Verbraucherzentrale_Flyer_Ampelkennzeichnung.pdf

100%ige Kakaomasse zum Zubereiten von Schokospeisen erhalten Sie z.B. unter: www.originalbeans.de

Weitere Infos über das Dessert-Dining-Restaurant CODA in Berlin finden Sie unter: http://coda-berlin.com

Wissenschaft aktuell

Seiten, die wir selbst oft besuchen.

sciencedaily.com
Wissenschaftsnachrichten. Eine amerikanische Website mit schnellem Überblick zu kommentierten Studien (englischsprachig).

idw-online.de
Informationsdienst Wissenschaft. Nachrichtenportal mit Pressemittelungen deutschsprachiger Universitäten und Forschungseinrichtungen.

sciencemediacenter.de
Forschungsergebnisse kompetent kommentiert. Zugang zu verlässlichen Einschätzungen und Expertisen ausgewiesener Fachleute. Für Forschende. Für Medienmacher. Für Fördernde.

cochrane.org
ist ein internationales Netzwerk, das wissenschaftliche Grundlagen für Entscheidungen im Gesundheitswesen bereitstellt. Im Zentrum seiner Arbeit stehen die sogenannten Cochrane Reviews. Diese systematischen Übersichtsarbeiten fassen die gesamte wissenschaftliche Evidenz zu einer konkreten Fragestellung aus der Medizin oder anderen Gesundheitswissenschaften zusammen. Nationale Ableger sind cochrane.de, medizin-transparent.at, swiss.cochrane.org.

ernaehrungsmedizin.blog
Hier liefert der Ernährungsmediziner Prof. Dr. Martin Smollich und sein Team engagierte, unabhängige Hintergrundin-

formationen zu den neuesten Trends und Entwicklungen in der Ernährungsmedizin.

www.dife.de
Deutsches Institut für Ernährungsforschung Potsdam. Es erforscht die Einflüsse der Ernährung auf die Gesundheit, um diese für Prävention und Therapie nutzbar zu machen

de.statista.com
Ob Daten zum Konsum von Süßigkeiten und Softdrinks oder zur Erkrankungsrate von Diabetes – hier gibt es ausreichend Zahlenmaterial.

medscape.com
Medscape ist die weltweit führende Online-Plattform für Ärzte und Gesundheitsexperten. Sie bietet aktuelle medizinische Nachrichten und Experten-Meinungen, wichtige Informationen zu Medikamenten und Krankheiten sowie relevante medizinische Fortbildungen.

ärzteblatt.de
Aktuelles aus der Gesundheitspolitik, neueste Studien aus der medizinischen Forschung, Nachrichten aus der ärztlichen Berufspolitik und den Hochschulen.

examine.com
Analysierte Studien zum Thema Ernährung und Supplements durch unabhängige Forscher.

Behördliche Seiten und Fachgesellschaften

www.bfr.bund.de
Gesundheitliche Bedrohungen hat im Blick: das Bundesinstitut für Risikobewertung. Unter Science News gibt das Institut Hinweise auf ausgewählte wissenschaftliche Veröffentlichungen.

efsa.europa.eu
Das Pendant des BfR auf europäischer Ebene ist die EFSA, die European Food Safety Authority. Informationen in deutscher Sprache gibt es unter: efsa.europa.eu/de.

verbraucherzentrale.de
Gute Orientierung und Aufklärung zu Lebensmitteln. Unter lebensmittel-forum.de gibt es einen Service für alle, die Fragen zur Ernährung oder bestimmten Lebensmitteln haben. Diese werden kostenfrei beantwortet.

lebensmittelklarheit.de
Verbraucherportal, das Informationen rund um Kennzeichnung und Aufmachung von Lebensmitteln bietet. Meinungen und Positionen der Verbraucherzentrale sind in den Informationstexten farblich unterlegt.

bzfe.de
Das Bundeszentrum für Ernährung ist das Kompetenz- und Kommunikationszentrum für Ernährungsfragen in Deutschland mit vielfältigen Informationen vom Acker zum Teller über Trendlebensmittel bis hin zu Nachhaltigkeitsaspekten. Eine Website, die zum Schmökern einlädt. Mit Podcasts und Blogs.

dge-medienservice.de
DGEwissen ist das Wissenschaftsmagazin der Deutschen Gesellschaft für Ernährung (DGE). Fachinformationen werden hier gut lesbar in modernem Layout aufbereitet. Alle zwei Monate neu.

fet-ev.eu
Fachgesellschaft für Ernährungstherapie und Prävention. Interessierte, Multiplikatoren und Patienten können sich zu Ernährungsfragen umfassend informieren und geeignete digitale Unterlagen bestellen.

mri.bund.de
Bundesforschungsanstalt für Ernährung. 200 WissenschaftlerInnen forschen an vier Standorten des Max Rubner-Instituts (MRI) zu vielen Fragen rund um Ernährung und Lebensmittel.

Bibliografische Information der Deutschen Nationalbibliothek
Die Deutsche Nationalbibliothek verzeichnet diese Publikation in der Deutschen Nationalbibliografie; detaillierte bibliografische Daten sind im Internet über http://dnb.d-nb.de abrufbar.

Programmplanung: Uta Spieldiener
Projektmanagement: Anja Bippus
Redaktion: Anne Bleick
Bildredaktion: Christoph Frick

Umschlaggestaltung: © Thieme
Layout: CYCLUS · Visuelle Kommunikation, Stuttgart

Bildnachweis:
Umschlagmotiv: © schankz/stock.adobe.com
Autorinnenfotos: oben © Laura Staeger Fotografie; unten © Momentaufnahme-Alexandra Drescher
Fotos im Innenteil: S. 8, 104, 126 © schankz/stock.adobe.com
Foodfotos: S. 215, 218, 221 Meike Bergmann, Berlin; S. 216, 222 Stefanie Bütow, Hamburg
Zeichnungen: Susi Schaaf, Bellheim

1. Auflage 2022

TRIAS Verlag in Georg Thieme Verlag KG
Rüdigerstraße 14, 70469 Stuttgart, Germany
www.trias-verlag.de

Printed in Germany

Satz und Repro: Fotosatz Buck, Kumhausen
Druck: AZ Druck und Datentechnik GmbH, Kempten

Gedruckt auf chlorfrei gebleichtem Papier

ISBN 978-3-432-11359-3 1 2 3 4 5 6

Auch erhältlich als E-Book:
eISBN (ePub) 978-3-432-11360-9

Wichtiger Hinweis: Wie jede Wissenschaft ist die Medizin ständigen Entwicklungen unterworfen. Forschung und klinische Erfahrung erweitern unsere Erkenntnisse. Ganz besonders gilt das für die Behandlung und die medikamentöse Therapie. Bei allen in diesem Werk erwähnten Dosierungen oder Applikationen, bei Rezepten und Übungsanleitungen, bei Empfehlungen und Tipps dürfen Sie darauf vertrauen: Autoren, Herausgeber und Verlag haben große Sorgfalt darauf verwandt, dass diese Angaben dem Wissensstand bei Fertigstellung des Werkes entsprechen. Rezepte werden gekocht und ausprobiert. Übungen und Übungsreihen haben sich in der Praxis erfolgreich bewährt.

Eine Garantie kann jedoch nicht übernommen werden. Eine Haftung des Autors, des Verlags oder seiner Beauftragten für Personen-, Sach- oder Vermögensschäden ist ausgeschlossen.

Marken, geschäftliche Bezeichnungen oder Handelsnamen werden nicht in jedem Fall besonders kenntlich gemacht. Aus dem Fehlen eines solchen Hinweises kann nicht geschlossen werden, dass es sich um einen freien Handelsnamen handelt.

Wo datenschutzrechtlich erforderlich, wurden die Namen und weitere Daten von Personen redaktionell verändert (Tarnnamen). Dies ist grundsätzlich der Fall bei Patienten, ihren Angehörigen und Freunden, z.T. auch bei weiteren Personen, die z.B. in die Behandlung von Patienten eingebunden sind.

Thieme wendet sich gleichermaßen an Menschen jeder Geschlechtsidentität und nennt Autor*innen konkrete Beispiele, wie sie alle Lesenden gleichberechtigt ansprechen können. Die Ansprache aller Menschen ist ausdrücklich auch dort intendiert, wo im Text (etwa aus Gründen der Leseleichtigkeit, des Text-Umfangs oder des situativen Stil-Empfindens) z.B. nur ein generisches Maskulinum verwendet wird.